Diagnostik von (umschriebenen) Sprachentwicklungsstörungen

Sprachentwicklung
Verlauf, Störung, Intervention

Herausgegeben von
Christiane Kiese-Himmel

Begründet von Werner Deutsch

Band 7

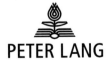

PETER LANG
Frankfurt am Main · Berlin · Bern · Bruxelles · New York · Oxford · Wien

ULRIKE DE LANGEN-MÜLLER / CHRISTINA KAUSCHKE /
CHRISTIANE KIESE-HIMMEL / KATRIN NEUMANN /
MICHELE NOTERDAEME (HRSG.)

Diagnostik von (umschriebenen) Sprachentwicklungsstörungen

Eine interdisziplinäre Leitlinie

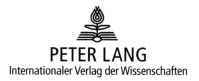

PETER LANG
Internationaler Verlag der Wissenschaften

Bibliografische Information der Deutschen Nationalbibliothek
Die Deutsche Nationalbibliothek verzeichnet diese Publikation
in der Deutschen Nationalbibliografie; detaillierte bibliografische
Daten sind im Internet über http://dnb.d-nb.de abrufbar.

Umschlaggestaltung:
Robert Schiwy

Gedruckt auf alterungsbeständigem,
säurefreiem Papier.

ISSN 1439-0159
ISBN 978-3-631-62320-6

© Peter Lang GmbH
Internationaler Verlag der Wissenschaften
Frankfurt am Main 2012
Alle Rechte vorbehalten.

www.peterlang.de

Diagnostik von Sprachentwicklungsstörungen (SES), unter Berücksichtigung umschriebener Sprachentwicklungsstörungen (USES)

(Synonym: Spezifische Sprachentwicklungsstörungen (SSES))

Interdisziplinäre S2k-Leitlinie der folgenden Fachgesellschaften und Berufsverbände

(in alphabetischer Reihenfolge)

- Berufsverband Deutscher Psychologinnen und Psychologen (BDP) und Sektion Klinische Psychologie im BDP
- Bundesarbeitsgemeinschaft Selbsthilfe von Menschen mit Behinderung und chronischer Erkrankung und ihren Angehörigen e.v. (BAG-Selbsthilfe)
- Deutsche Gesellschaft für Kinder- und Jugendmedizin (DGKJ)
- Deutsche Gesellschaft für Kinder- und Jugendpsychiatrie und -psychotherapie (DGKJP)
- Deutsche Gesellschaft für Phoniatrie und Pädaudiologie (DGPP)
- Deutsche Gesellschaft für Psychologie (DGP)
- Deutsche Gesellschaft für Sozialpädiatrie und Jugendmedizin (DGSPJ)
- Deutsche Gesellschaft für Sprach- und Stimmheilkunde (DGSS)
- Deutscher Berufsverband der Fachärzte für Phoniatrie und Pädaudiologie (BVPP)
- Deutscher Berufsverband der HNO-Ärzte (BV-HNO)
- Deutscher Bundesverband der akademischen Sprachtherapeuten (dbs)
- Deutscher Bundesverband für Logopädie (dbl)
- Gesellschaft für Neuropädiatrie (GNP)

Erstellungsdatum: 16.12.2011

Inhaltsverzeichnis

Zusammenfassung 9

Präambel 11
   Methodik der Leitlinien-Erstellung 12
   Ablauf des Delphi-Verfahrens 13
   Umgang mit Interessenskonflikten 14

1. Definition, Klassifikation und Epidemiologie 19
   1.1 Normale Sprachentwicklung 19
   1.2 Umgebungsbedingte Sprachauffälligkeiten 27
   1.3 Sprachentwicklungsverzögerung 28
   1.4 Sprachentwicklungsstörungen und andere Störungen
       des Sprechens und der Sprache im Kindesalter 30
       1.4.1 Umschriebene Entwicklungsstörungen des Sprechens
           und der Sprache (USES gem. ICD-10 F80-8) 32
       1.4.2 Differenzialdiagnosen: Sprachentwicklungsstörungen (SES)
           im Rahmen von Komorbidität 40
       1.4.3 Andere Störungen des Sprech- und Spracherwerbs 43

2. Diagnostik 45
   2.1 Aufgaben, Ziele und Methoden der Diagnostik 45
   2.2 Diagnostischer Algorithmus „Sprachentwicklungsstörung"
       zur Feststellung der Therapieindikation 49
   2.3 Orientierungshilfen zum Diagnostischen Algorithmus 51
   2.4 Tests und Untersuchungsinstrumente zur Sprachentwicklung 64

Literatur 73
   Literatur zu Kapitel 1: Tab. 1 Ablauf der normalen Sprachentwicklung
       im Deutschen (nummeriert) 73
   Literatur-Gesamtverzeichnis (alphabetisch) 77

Zusammenfassung

Die Entwicklung der Sprache ist ein zentraler Bestandteil der Entwicklung des Kindes. Bei einem relativ hohen Anteil der Kinder verläuft die Sprachentwicklung allerdings nicht problemlos, und Störungen der Sprachentwicklung gehören zu den häufigsten Entwicklungsstörungen in der frühen Kindheit. Ziel der vorliegenden interdisziplinären Leitlinie (LL) ist es, zur Optimierung der Diagnostik und Differenzialdiagnostik von Sprachentwicklungsstörungen beizutragen. Dies erfordert vor allem eine sichere Abgrenzung zwischen therapiebedürftigen und förderbedürftigen Sprachauffälligkeiten sowie zwischen umschriebenen Sprachentwicklungsstörungen (USES) und Sprachentwicklungsstörungen bei Komorbidität(en). Die LL wurde durch eine strukturierte Konsensusfindung (Nominaler Gruppenprozess) mit Mandatsträgern der 13 beteiligten Fachgesellschaften und Berufsverbände entwickelt.

Das erste Kapitel der Leitlinie befasst sich mit Definition, Klassifikation und Epidemiologie von Sprachentwicklungsstörungen (SES). Aufbauend werden Entwicklungsnorm, Auffälligkeit und Störung in der Sprachentwicklung voneinander abgegrenzt. Da profunde Kenntnisse der normalen Sprachentwicklung eine unabdingbare Voraussetzung sind, um den Stellenwert einer Sprachauffälligkeit in einem bestimmten Lebensalter sicher beurteilen zu können, wird der Ablauf der Sprachentwicklung mit den Zeitpunkten des Erreichens wichtiger Entwicklungsschritte dargestellt. Es folgt die Definition der Begriffe „umgebungsbedingte Sprachauffälligkeit", „Sprachentwicklungsverzögerung" sowie „Late Talker". Des Weiteren werden umschriebene Sprachentwicklungsstörungen (USES), die in der ICD-10 eine eigenständige Kategorie bilden, Sprachentwicklungsstörungen bei Komorbidität(en) sowie andere Störungen des Sprech- und Spracherwerbs definitorisch getrennt.

Das zweite Kapitel erklärt die Bedeutung der interdisziplinären Diagnostik beim Vorliegen sprachlicher Auffälligkeiten. In Ermangelung eines Goldstandards für die Diagnostik von SES und um der Komplexität von Entwicklungsstörungen gerecht zu werden, spricht sich die LL für ein mehrgliedriges diagnostisches Vorgehen aus, das die Durchführung von (psycho)metrischen Verfahren ebenso vorsieht wie die Anwendung informeller Verfahren, z. B. in Form der Anamnese, der strukturierten Verhaltensbeobachtung und der Spontansprachanalyse. Ziel der Diagnostik ist es, auf der Basis von individueller klinischer Expertise und der besten verfügbaren Evidenz aus systematischer Forschung vorhandene Symptome einzuordnen sowie eine Beratung und Förderung bzw. störungsspezifische Behandlung in die Wege zu leiten. Die interdisziplinäre Zusammenarbeit von Ärzten, Psychologen, Pädagogen und Logopäden/akademischen Sprachtherapeuten stellt eine Optimierung des diagnostischen Vorgehens sicher.

In Anlehnung an die ICD-10 werden drei diagnostische Kriterien für die Annahme einer USES vorgeschlagen. Die Differenzialdiagnostik erfolgt in mehreren Schritten und ist in einem übersichtlichen Algorithmus mit ersten Hinweisen zur Intervention (Sprachtherapie vs. Sprachförderung) festgehalten. Der Algorithmus führt zur Abgrenzung zwischen verschiedenen Formen von Sprachauffälligkeiten und unterscheidet insbesondere zwischen USES und SES bei Komorbidität(en).

Die Auflistung wesentlicher Symptome in den Tabellen 8 und 9 übernimmt die Zeitstruktur der pädiatrischen Vorsorge-Untersuchungen (U1 – U9) und ist als Orientierungshilfe zum diagnostischen Algorithmus „Sprachentwicklungsstörung" zu verstehen. Aktuelle Tests und Untersuchungsverfahren zur Sprachentwicklung, nach Lebensalter und Fragestellung geordnet, werden in den Tabellen 10 und 11 zusammengefasst. In Ermangelung evidenzbasierter Aussagen über die Eignung verschiedener Testverfahren für den sprachlich-kommunikativen Bereich gibt die vorliegende LL hiermit Empfehlungen auf der Basis von Expertenwissen.

Die konsensbasierte S2k-LL ist als interdisziplinäres Qualitätspapier für alle, die Sprachdiagnostik und Sprachtherapie veranlassen und/oder durchführen, zu verstehen. Sie löst die bisherigen monodisziplinären Leitlinien ab. Zur Information richtet sich die LL auch an Patienten und Pädagogen. Die Intervention bei Sprachentwicklungsauffälligkeiten wird Gegenstand einer eigenen Leitlinie sein.

Präambel

Die Verordnungspraxis von Sprachtherapie bei Kindern und die föderalen bildungspolitischen Initiativen im Bereich der frühkindlichen Bildung, insbesondere der Sprachförderung, lösten in den Jahren 2007/2008 im Umgang mit sprachauffälligen Kindern Unklarheiten bezüglich der Zuständigkeiten zwischen Gesundheits- und Bildungswesen aus. Die Entscheidung, ob ein Kind mit Auffälligkeiten in der Sprachentwicklung eine medizinisch indizierte Sprachtherapie oder ein frühpädagogisches Förderprogramm braucht, fiel in das Blickfeld vieler verschiedener Berufs- und Interessensgruppen, Kostenträger und politischer Parteien. Dies erschwerte die Entscheidungsfindung der Verordner und behinderte die Einleitung bzw. die Kontinuität erforderlicher Sprachtherapien.

Deshalb erschien es notwendig, einen Konsens zwischen den für die Fragestellung relevanten medizinischen, therapeutischen und wissenschaftlichen Fachgesellschaften sowie Patientenvertretungen darüber herbeizuführen, wie eine Sprachentwicklungsstörung zu definieren und zu diagnostizieren ist.

Um der thematisch impliziten Interdisziplinarität gerecht zu werden, konstituierte sich im April 2008 auf Initiative der Deutschen Gesellschaft für Sozialpädiatrie und Jugendmedizin (DGSPJ) sowie des Deutschen Bundesverbandes der akademischen Sprachtherapeuten (dbs) eine interdisziplinäre Arbeitsgruppe (Konsensusgruppe) zur Entwicklung der S2k-Leitlinie:

„Diagnostik von Sprachentwicklungsstörungen. Interdisziplinäre Leitlinie"

Die Zielorientierung der Leitlinie (LL) lautet: Optimierung der Diagnostik und Differenzialdiagnostik von Sprachentwicklungsstörungen. Dadurch soll eine angemessene Indikationsstellung therapeutischer Interventionen erreicht werden. Dies erfordert vor allem eine sichere Abgrenzung zwischen

- therapiebedürftigen vs. förderbedürftigen Sprachauffälligkeiten
- umschriebenen Sprachentwicklungsstörungen (USES, Synonym: Spezifische Sprachentwicklungsstörungen SSES) und Sprachentwicklungsstörungen (SES) mit Komorbidität(en).

Die Leitlinie umfasst nicht die spezielle Diagnostik von anderen Kommunikationsstörungen im Kindesalter, z. B. von Stimm-, Sprech- oder Redeflussstörungen, obgleich Hinweise auf diese Störungen in Unterkapiteln zu finden sind. Auf die speziellen Leitlinien zu diesen Aspekten wird an entsprechender Stelle verwiesen.

Adressaten*:

Alle, die Sprachdiagnostik und Sprachtherapie veranlassen und/oder durchführen, v. a. Allgemeinärzte, Kinder- und Jugendärzte, HNO-Ärzte, Phoniater/Pädaudiologen, Sozialpädiater, Neuropädiater, Kinder- und Jugendpsychiater, Psychotherapeuten, Psychologen, akademische Sprachtherapeuten, Logopäden sowie Ärzte im öffentlichen Gesundheitsdienst. Zur Information richtet sich die LL auch an Patienten und Pädagogen.

Patientenzielgruppe:

Kinder und Jugendliche mit vermuteter Auffälligkeit im Spracherwerb im ambulanten und stationären Versorgungssektor.

*   Zugunsten der besseren Lesbarkeit wird in der gesamten Leitlinie immer nur eine Gendermarkierung verwendet. Das nicht markierte andere Geschlecht ist jeweils mitgemeint.

Methodik der Leitlinien-Erstellung

Strukturierte Konsensusfindung (Nominaler Gruppenprozess) mit Mandatsträgern der beteiligten Fachgesellschaften/Organisationen: Alle für die Zielsetzung der Leitlinie relevanten medizinisch-therapeutischen Fach- und Berufsverbände (n = 15) wurden frühzeitig angeschrieben (August 2007) und eingeladen, eine/n Vertreter/in zur Mitarbeit zu entsenden. Die für den Adressatenkreis repräsentative interdisziplinäre Leitliniengruppe (Vertreter aus 13 Verbänden/Gesellschaften) nahm ihre Arbeit am 18. April 2008 auf.

Die vorliegende S2k-Leitlinie entstand durch die strukturierte Konsensfindung (sukzessive Abstimmung über einzelne Textabschnitte und Tabellen) in acht gemeinsamen Arbeitssitzungen. Voraus ging jeweils die Erarbeitung von Textvorlagen durch einzelne Mitglieder oder Kleingruppen auf der Basis von Literaturrecherchen relevanter Publikationen (einschl. Konsentierung in Telefonkonferenzen) und unter Berücksichtigung der vorhandenen Leitlinien sowie des Abschlussberichts des Instituts für Qualität und Wirtschaftlichkeit im Gesundheitswesen (IQWiG) zur „Früherkennungsuntersuchung auf umschriebene Entwicklungsstörungen des Sprechens und der Sprache" (2009). Alle Textpassagen der Leitlinie wurden im E-Mail-Verfahren vor jeder Arbeitssitzung jedem Gruppenmitglied zur Kommentierung vorgelegt. Alle Kommentare wurden durch die Koordinatorin gesammelt und in den Entwurf unter Hervorhebung eingefügt. Die strukturierte Konsensfindung im Sinne eines Nominalen Gruppenprozesses erfolgte unter Moderation der Arbeitsgemeinschaft Wissenschaftlicher Medizinischer Fachgesellschaften (AWMF). Als Tischvorlage diente der Leitlinienentwurf mit den eingearbeiteten Kommentaren. Der Nominale Gruppenprozess gestaltete sich wie folgt:

• Präsentation der zu konsentierenden Aussagen/Kommentare
• Stille Notiz: Welchem Kommentar/Welcher Anmerkung stimmen Sie nicht zu? Ergänzung, Alternative?
• Registrierung der Stellungnahmen im Umlaufverfahren und Zusammenfassung von Kommentaren durch die Koordinatorin
• Vorabstimmung über Diskussion der einzelnen Kommentare – Erstellung einer Rangfolge
• Debattieren/Diskussion der strittigen Punkte
• Endgültige Abstimmung über jeden Kommentar/jede Anmerkung und alle Alternativen
• Schritte werden für jede Empfehlung wiederholt.

Die daraus ggf. resultierende Überarbeitung des Entwurfes wurde abgestimmt. Abschließend wurde die gesamte Leitlinie redaktionell überarbeitet, durch ein Delphi-Verfahren von den Gruppenmitgliedern kommentiert und konsentiert und von den beteiligten Fachgesellschaften und Berufsverbänden verabschiedet.

Bei dem Delphi-Verfahren handelt es sich um eine mehrstufige Befragungsmethode, welche unter Experten verschiedener Fachbereiche schriftlich durchgeführt wird. Durch einen entstehenden Rückkopplungsprozess durch die Information der Teilnehmer über die Gruppenantwort wird versucht, den Gruppenmitgliedern die Möglichkeit einer Überprüfung bzw. eines Vergleichs ihrer Aussagen zu geben.

Ablauf des Delphi-Verfahrens

• Schriftliches Einholen der Beiträge mittels strukturierter Fragebögen
• Zusammenfassung der Beiträge und Rückmeldung an die Gruppe
• Fortführung der Befragungsrunden bis zum Erreichen einer Gruppenantwort (Konsens oder begründeter Dissens).

Nach Ablauf des Nominalen Gruppenprozesses wurde die Arbeitsfassung der Leitlinie (U)SES in drei Delphi-Runden und einer zusätzlichen Telefonkonferenz (TK) der gesamten AG konsentiert. Im ersten Durchgang des Delphi-Verfahrens reichten neun Mitglieder der Kommission formale Korrekturen und einige wenige inhaltliche Anmerkungen ein, die von der Kernarbeitsgruppe diskutiert und eingearbeitet wurden. In der zweiten Runde wurden von sechs Kommissionsmitgliedern formale Korrekturen, Änderungen im Literaturverzeichnis bzw. Kommentare zu Empfehlungen der LL eingereicht. Anhand der Kommentare wurde durch die Koordinatorin der LL eine Diskussionsgrundlage mit Literaturempfehlungen erstellt, auf deren Basis es in der TK vom 6.6.2011 zur Erarbeitung eines Kompromissvorschlags kam. In der anschließenden dritten Delphi-Runde erreichte die LL 100 %ige Zustimmung.

Anschließend wurde die Konsultationsfassung den Vorständen der beteiligten Fach- und Berufsverbände zur Genehmigung vorgelegt und danach auf den Homepages der Fach- und Berufsverbände zur Kommentierung zur Verfügung gestellt. Es wurden von zehn Personen, einschließlich der Kern-AG, insgesamt 39 Änderungs- und Ergänzungsvorschläge eingereicht, die durch die Kernarbeits- und Endredaktionsgruppe diskutiert und ggf. angenommen wurden. Die erarbeitete Beschlussfassung mit einer tabellarischen Übersicht der eingegangenen Kommentare und deren Erwiderung wurde allen Kommissionsmitgliedern zur Abstimmung vorgelegt. Am 28.11.2011 wurde die LL mit wenigen formalen Korrekturen und Literaturergänzungen durch die Konsensusgruppe angenommen. Alle Kommentatoren erhielten eine Rückmeldung im Namen der Konsensusgruppe.

Umgang mit Interessenskonflikten

Von allen Autoren wurden Interessenkonflikterklärungen eingeholt. Für kein Kommissionsmitglied ergab sich ein bedeutsamer Interessenskonflikt. Alle Autor/inn/en der LL sind Mitglieder von in Zusammenhang mit der Leitlinienentwicklung relevanten Fachgesellschaften/Berufsverbänden bzw. Mandatsträger im Rahmen der Leitlinienentwicklung. Sich daraus möglicherweise ergebende Interessenskonflikte wurden zu Beginn der Kommissionsarbeit in der Gruppe diskutiert, und man kam zu dem Schluss, dass die Durchführung eines formalen Konsensusfindungsverfahrens zwischen den Vertreter/inne/n der beteiligten Fach- und Berufsverbände eventuellen Interessenskonflikten entgegenwirkt und das Kernanliegen der interdisziplinären LL darstellt.

Mitglieder der Kern-Arbeitsgruppe:

Dr. phil. Ulrike **de Langen-Müller**	Dt. Bundesverband der akademischen Sprachtherapeuten (dbs)
Prof. Dr. phil. Christina **Kauschke**	Klinische Linguistik, Philipps-Universität Marburg
Prof. Dr. rer. nat. Christiane **Kiese-Himmel**	Berufsverband Dt. Psychologinnen und Psychologen (BDP) und Sektion Klinische Psychologie im BDP
Prof. Dr. med. Katrin **Neumann**	Dt. Gesellschaft für Phoniatrie und Pädaudiologie (DGPP)
Prof. Dr. med. Michele **Noterdaeme**	Dt. Gesellschaft für Kinder- und Jugendpsychiatrie und -psychotherapie (DGKJP)

Beratende Mitglieder der Arbeitsgruppe:

Prof. Dr. med. Harald **Bode**	Dt. Gesellschaft für Sozialpädiatrie und Jugendmedizin (DGSPJ)
Prof. Dr. med. Matthias **Kieslich**	Deutsche Gesellschaft für Kinder- und Jugendmedizin (DGKJ) und Gesellschaft für Neuropädiatrie (GNP)
Dr. med. Matthias **Lohaus**	Dt. Berufsverband der HNO-Ärzte (BV-HNO)
Dr. phil. Volker **Maihack**	Dt. Bundesverband der akademischen Sprachtherapeuten (dbs)
Dr. paed. Monika **Rausch**	Dt. Bundesverband für Logopädie (dbl)
Stephan **Schmid**	Patientenvertreter, BAG Selbsthilfe
Dr. med. Christine **Schmitz-Salue**	Dt. Berufsverband der Fachärzte für Phoniatrie und Pädaudiologie (BVPP)
Prof. Dr. phil. Hermann **Schöler**	Dt. Gesellschaft für Psychologie (DGP)
Prof. Dr. med. Rainer **Schönweiler**	Dt. Gesellschaft für Sprach- und Stimmheilkunde (DGSS)

Moderation:

Prof. Dr. med. Ina **Kopp**	Arbeitsgemeinschaft Wissenschaftlicher Medizinischer Fachgesellschaften (AWMF)
Dr. hum. biol. Cathleen **Muche-Borowski**	Arbeitsgemeinschaft Wissenschaftlicher Medizinischer Fachgesellschaften (AWMF)

Endredaktion:

Dr. phil. Ulrike **de Langen-Müller**	Dt. Bundesverband der akademischen Sprachtherapeuten (dbs)
Prof. Dr. rer. nat. Christiane **Kiese-Himmel**	Berufsverband Dt. Psychologinnen und Psychologen (BDP) und Sektion Klinische Psychologie im BDP
Prof. Dr. med. Michele **Noterdaeme**	Dt. Gesellschaft für Kinder- und Jugendpsychiatrie und -psychotherapie (DGKJP)

Die vorliegende Leitlinie bildet eine interdisziplinäre Weiterentwicklung folgender Leitlinien:

Neumann, K., Keilmann, A., Kiese-Himmel, C., Rosenfeld, J. & Schönweiler, R. (2008), equal contributor-ship. Leitlinien der Deutschen Gesellschaft für Phoniatrie und Pädaudiologie zu Sprachentwicklungsstörungen bei Kindern. 2. Revision. Langfassung: AWMF-Leitlinien-Register Nr. 049/006. Gelesen unter http://leitlinien.net/049-006.htm
bzw.
Neumann, K., Keilmann, A., Rosenfeld, J., Zaretsky, Y. & Kiese-Himmel, C. (2009). Sprachentwicklungsstörungen bei Kindern. Leitlinien der Deutschen Gesellschaft für Phoniatrie und Pädaudiologie (gekürzte Fassung). Kindheit & Entwicklung 18, 222-231.
Deutsche Gesellschaft für Sozialpädiatrie und Jugendmedizin (2004). Leitlinien der Deutschen Gesellschaft für Sozialpädiatrie und Jugendmedizin Indikationen zur Verordnung von Logopädie bei umschriebenen Entwicklungsstörungen der Sprache und Zweisprachigkeit (F80.0, F80.1, F80.3). AWMF-Leitlinien-Register Nr. 071/010. Gelesen unter http://www.dgspj.de
Deutsche Gesellschaft für Kinder- und Jugendpsychiatrie und Psychotherapie (2007). Leitlinien zur Diagnostik und Therapie von psychischen Störungen im Säuglings-, Kindes- und Jugendalter. AWMF-Leitlinien-Register Nr. 028/016. Gelesen unter http://www.uni-duesseldorf.de/AWMF/ll/028-016.htm

Textvorlagen zur Konsensusbildung:

de Langen-Müller, U., Kauschke, C., Kiese-Himmel, C., Noterdaeme, M. & Schönweiler, R.: Diagnostik von Sprachentwicklungsstörungen. Interdisziplinäre Leitlinie, Kapitel 1.2 – 1.4.

de Langen-Müller, U., Schmitz-Salue, C. & Schöler, H.: Diagnostik von Sprach-entwicklungsstörungen. Interdisziplinäre Leitlinie, Kapitel 2.1.

Kauschke, C.: Sprachentwicklungsstörungen bei Kindern – Diskussion zu ge-meinsamer Leitlinie, PPP 18.4.2008.

Kauschke, C., Kiese-Himmel, C., Neumann K. & Rausch, M.: Diagnostik von Sprachentwicklungsstörungen. Interdisziplinäre Leitlinie, Kapitel 1.1 Normale Sprachentwicklung.

Kiese-Himmel, C.: Die Bedeutung der Frühgeburtlichkeit bei der Entstehung von SES, Exkurs Kapitel 1.4.2.

Maihack, V., Rausch, M. & Schrey-Dern, D.: Diagnostik von Sprachentwick-lungsstörungen. Interdisziplinäre Leitlinie, Diagnostischer Algorithmus in Anlehnung an die Leitlinie der DGKJP, Kapitel 2.2.

de Langen-Müller, U., Kiese-Himmel, C. & Noterdaeme, M.: Diagnostik von Sprachentwicklungsstörungen (SES), insbesondere umschriebener Sprach-entwicklungsstörungen (USES). Interdisziplinäre Leitlinie. Redaktionelle Gesamtbearbeitung.

Die Liste der empfohlenen Untersuchungsinstrumente basiert auf:

Institut für Qualität und Wirtschaftlichkeit im Gesundheitswesen (IQWiG): Ab-schlussbericht zur „Früherkennung auf Entwicklungsstörung des Sprechens und der Sprache" (17.6.2009).

de Langen-Müller, U. & Schöler, H.: Diagnostik von Sprachentwicklungsstörun-gen. Interdisziplinäre Leitlinie, Gesamtverzeichnis Sprachentwicklungsdia-gnostika für den Anhang der Leitlinie.

1. Definition, Klassifikation und Epidemiologie

1.1 Normale Sprachentwicklung

Der Maßstab für zeitliche und/oder strukturelle Abweichungen im primären Spracherwerb ist die physiologische Sprachentwicklung (☛ Tab. 1). Im ungestörten Spracherwerb ist eine hohe interindividuelle Variation hinsichtlich Erwerbszeitpunkt, Erwerbstempo und Erwerbsstil zu beobachten. Deshalb können sprachliche Leistungen nicht nach dem bloßen Augenschein beurteilt werden, sondern bedürfen bei Verdacht auf eine Störung einer interdisziplinären, differenzierten Diagnostik.

Ein sprachgesundes Kind hat bis zu seinem 4. Geburtstag gelernt, sich in seiner Muttersprache in korrekten, grammatisch geordneten Strukturen, in gut verstehbarer, altersgemäßer Aussprache aller Laute und Lautverbindungen sowie mit altersentsprechendem Wortschatz auszudrücken und situationsangemessen zu kommunizieren. Auch in den Folgejahren vollzieht sich eine Erweiterung und Ausdifferenzierung sprachlicher Fähigkeiten (☛ Tab. 1).

Normaler Spracherwerb vollzieht sich in Grundzügen in den ersten vier Lebensjahren.

Die Sprachentwicklung geschieht rezeptiv (Sprachverständnis) und expressiv (Sprachproduktion) in folgenden Bereichen:

Die Sprachentwicklung erfolgt rezeptiv und expressiv in fünf Bereichen.

- prosodisch (Sprechmelodie und -dynamik)
- phonetisch-phonologisch (Aussprache, Bildung von Lauten und Einsatz von Sprachlauten im Sprachsystem)
- semantisch-lexikalisch (Wortbedeutung, Wortschatz)
- morphologisch-syntaktisch (Wort- und Satzgrammatik)
- pragmatisch (situationsangemessener Gebrauch der Sprache in der Kommunikation).

Die Sprachentwicklung des Kindes ist von genetischen und vielen externen Faktoren abhängig, die eine hohe Variabilität der normalen Sprachentwicklung bedingen.

Genetische und externe Faktoren bedingen eine hohe Variabilität der normalen Sprachentwicklung.

Die **Sprachentwicklung ist in die Gesamtentwicklung** eines Kindes **eingebettet**, d. h. sie verläuft in Wechselwirkung mit der:

- sensorischen Entwicklung, insbesondere des peripheren und zentralen Gehörs
- motorischen Entwicklung, insbesondere der mundmotorischen Entwicklung, d.h. der Phonation und Artikulation sowie den Primärfunktionen des Sprechapparates Saugen, Schlucken, Kauen und Lecken
- sozialen Entwicklung
- emotionalen Entwicklung
- kognitiven Entwicklung.

Die Entwicklung der sprachlichen Kompetenzen ist in Tab. 1 und 2 dargestellt.

Im 1. Lebensjahr entwickeln sich bedeutende Vorläuferfähigkeiten der Sprache:

- Fähigkeit, menschliche Stimmen von anderen Schallereignissen zu unterscheiden
- Anpassung an die Laute der Muttersprache, Bevorzugung ihrer prosodischen Merkmale
- Grundunterscheidung in Selbst und Andere
- Interesse für menschliche Gesichter und mimische Verhaltensmuster
- Gemeinsame Aufmerksamkeitsausrichtung und triangulärer Blickkontakt (Blickwechsel zwischen Kind, Bezugsperson und Objekt)
- Kommunikative Reziprozität (wechselseitige Abstimmung)
- Referenzielle Gesten
- Intentionalität
- Senso-motorische Intelligenz
- Fähigkeit zur Segmentierung von Ereignissen sowie zur Klassifizierung von Objekten, Handlungen und Zuständen
- Modalitätsübergreifende Wahrnehmung

(vgl. Klann-Delius 2008).

Schriftspracherwerb

Der Schriftspracherwerb baut auf dem Erwerb der Lautsprache auf und wird in der Regel durch Unterrichtung vollzogen. Er zielt auf das Erlernen von Laut-Buchstabe-Verbindungen (Phonem-Graphem-Korrespondenzen) als Grundlage für die schriftliche Wort-, Satz- und Textrezeption und -produktion ab.

Eine wesentliche Voraussetzung für den Erwerb von Schriftsprache ist die Einsicht in die Lautstruktur der gesprochenen Sprache (Phonologische Bewusstheit) (Lundberg et al. 1980; Marx et al. 2005); aber auch breitere Sprachfähigkeiten sind involviert, insbesondere für das Leseverständnis (Fraser & Conti-Ramsden 2008).

Schriftsprache baut auf Lautsprache auf.

Spracherwerb in mehrsprachiger Umgebung

Gesunde Kinder sind in der Lage, mehrere Sprachen gleichzeitig zu erwerben, wenn die Sprachen in ausreichender Quantität und Qualität angeboten werden und die Kinder genügend Gelegenheit zur Kommunikation in diesen Sprachen erhalten. Beim bilingualen Erstspracherwerb werden ein simultaner und sukzessiver Spracherwerbstyp unterschieden (Rothweiler & Kroffke 2006). Beim **simultanen Spracherwerb** werden zwei oder mehrere Sprachen parallel erworben. Häufiger liegt ein **sukzessiver Spracherwerbstyp** vor, bei dem zunächst die Muttersprache(n) erworben wird (werden) und anschließend die Umgebungssprache als Zweitsprache erlernt wird. Nicht selten kommen in der Realität Mischformen der Spracherwerbstypen vor. Mehrsprachige Kinder können in der Spracherwerbsphase interferenzbedingte Besonderheiten zeigen (Umgebungsbedingte Sprachauffälligkeiten ☞ 1.2).

Gesunde Kinder können problemlos – simultan oder sukzessiv – mehrere Sprachen erwerben. Sie zeigen in der Spracherwerbsphase mitunter Besonderheiten.

Tab. 1: Ablauf der normalen Sprachentwicklung im Deutschen

Die tabellarisch aufgeführten *Meilensteine* beziehen sich auf wichtige Schritte des Erstspracherwerbs auf den verschiedenen sprachlichen Ebenen. Sie geben an, in welchem durchschnittlichen Alter normal entwickelte Kinder bestimmte Fähigkeiten erwerben. *Grenzsteine* sind distinkte Entwicklungsziele, die 90 % aller normal entwickelten Kinder in einem bestimmten Alter erreicht haben sollten (Michaelis 2004).

Bereich	Entwicklungsschritt	Meilensteine	Literatur[1]	Grenzsteine 90. Perzentil	Literatur[1]
Frühe Sprachwahrnehmung	Interesse an der menschlichen Stimme („Lauschen")	Pränatal, erste Lebenswochen	[2]		
	Erkennen rhythmischer und prosodischer Merkmale (Betonungsmuster) der Muttersprache	Pränatal, erste Lebenswochen	[3-5]		
Vokalisations-Entwicklung	Neugeborenenschrei, Säuglingsschreien	Geburt	[6]		
	Gurren (Rachen-, Gaumen-, Kehllaute)	6.-8. Woche	[7-11]		
	Marginales Lallen/Babbeln (Erproben der Lautbildung)	4. Mon.	[8-13]		
	Kanonisches Lallen/Babbeln (Silben aus Konsonanten und Vokalen, z. B. *ba*)	6. Mon.	[8-13]	8.-10. Mon.	[10, 12, 13]
	Reduplizierendes Babbeln (Silbenverdopplungen, z. B. *baba*)	8.-10. Mon.	[8-13]	11.-15. Mon.	[11, 13]
	Variierendes (buntes) Lallen/Babbeln (z. B. *bada*)	8.-10. Mon.	[8-13]		
Phonologie-Erwerb	Elementares Lautinventar Einfache Silbenstrukturen (meist offene Silben)	12. Mon.	[14]		
	Beginnende Organisation des phonologischen Systems (Einsatz von Lauten in der Zielsprache)	18. Mon.	[14-16]		
	Beginnende Überwindung phonologischer Prozesse (regelhafte entwicklungsbedingte Veränderungen der Aussprache gegenüber der Zielsprache, z. B. *Papa tommi*) ➤ Tab. 2	2;6 bis 4;6 Jahre	[15-17]		
	Entwicklung phonologischer Bewusstheit: Silben erkennen, Silben klatschen, Reime erkennen und bilden, Anfangslaut erkennen	Kindergartenbeginn, ca. mit 3 Jahren	[18-20]		
	Entwicklung phonologischer Bewusstheit: Phoneme (kleinste bedeutungsunterscheidende lautliche Einheiten) erkennen und lokalisieren, Segmentation, Analyse und Synthese von Lauten, Silben und Wörtern	Vorschulalter, ca. mit 5 Jahren	[18-20]		

Lexikon-Erwerb					
	Beginn des Wortverstehens	9. Mon.	[1, 21]		
	Verstehen von ca. 50 Wörtern	16. Mon.	[21, 22]		
	Vorformen des Benennens (situationsgebundene Protowörter)	10. Mon.	[23-25]		
	Gezielte Verwendung von Mama, Papa	10.-15. Mon.	[1, 49]	18.-20. Mon.	[12, 13]
	Produktion erster Wörter (Einwortäußerungen)	13. Mon., spätestens 20. Mon.	[21, 22, 25, 26]	18.-20. Mon.	[12, 13]
	Produktion von mindestens 50 Wörtern	18. Mon., spätestens 24. Mon.	[25, 26]	24. Mon.	[29, 38, 60]
	Wortschatzspurt/Wortschatzexplosion	18.-21. Mon.	[25, 27]		
	1. Phase: personal-soziale Wörter (*ja, hallo*), relationale Wörter (*da, auf*), lautmalerische Ausdrücke, Eigennamen, einige Nomen	12.-18. Mon.	[25, 28]		
	2. Phase: Nomenwachstum, Beginn des Verberwerbs	19.-30. Mon.			
	3. Phase: Verbzuwachs, Funktionswörter (*der, weil*), Pronomen	30.-36. Mon.			
	Über- und Untergeneralisierungen (z. B. Hund / *wauwau* als Bezeichnung für alle Tiere)	Im 2. Lj.	[23, 24, 29]		
	Erwerb hierarchischer Organisation des mentalen Lexikons, Verstehen von semantischen Relationen (z. B. Ober- und Unterbegriffe)	3. Lj. bis Schulalter	[30-32]		
	Erwerb der Wortbildung: Komposition (Zusammensetzung, z. B. *Haus + Tür = Haustür*) + Derivation (Ableitung, z. B. *heizen → Heizung; Sonne → sonnig*)	2.-5. Lj.	[33, 34]		

1 Literatur s. gesondertes nummeriertes Literaturverzeichnis.
Mon. = Monat   Lj. = Lebensjahr

Grammatik-Erwerb		18. Mon., spätestens 24. Mon.	25.-26. Mon.	[12, 13]
	Produktion von Wortkombinationen (Zwei- bzw. Mehrwortäußerungen)	18. Mon., spätestens 24. Mon. [35-37]		
	Anstieg der Äußerungslänge: Mit drei Jahren durchschnittlich ca. drei Wörter pro Äußerung	3. Lj. [25, 36, 38]		
	Produktion einfacher Satzstrukturen	3. Lj. [36, 39]		
	Rückgang von Auslassungen obligatorischer Satzteile (Konstituenten, z. B. Subjekt)	3. Lj. [35]		
	Rückgang von Auslassungen von Funktionswörtern	3.- 4. Lj. [35]		
	Erwerb der Verbzweitstellung (*Lisa Kuchen essen → Lisa isst Kuchen* oder *Was isst Lisa?*)	30. - 36. Mon. [36, 39, 40]		
	Verwendung verschiedener Satzarten: Aussage-, Frage-, Ausrufesatz	30. - 36. Mon. [35, 36, 39, 40]		
	Auftreten von Nebensätzen	36. Mon. [39, 41]		
	Verwendung des obligatorischen Artikels (der, die, das)	30. - 36. Mon. [40]		
	Korrekte Subjekt-Verb-Kongruenz (Personalflexion des Verbs) Erwerbsabfolge: nur Verbstamm, -en, → -t -e → -st	Ca. 2.-3. Lj. [36, 42]		
	Aufbau des Kasussystems: zunächst Akkusativ, später Beherrschung des Dativs	36. Mon. bis Einschulung [43-45]		
	Aufbau des Pluralsystems	2.-6. Lj. [29, 46, 47]		
	Erwerb von Tempusmarkierungen Vorübergehende Überregularisierungen (z. B. *gegeht*)	3. Lj. Im 3.-4. Lj. [42]		

Erwerb von Gesprächs- und Erzähl-Fähigkeiten	Blickkontakt mit der Bezugsperson	3. Mon.	[50, 51]	
	Früher Ausdruck kommunikativer Intentionen durch Blick, Gesten, Vokalisierungen	1. Lj.	[48, 49]	
	Triangulärer Blickkontakt Herstellen gemeinsamer Aufmerksamkeit	9. Mon.	[48, 49]	
	Einhalten von Turn-Taking-Regeln (Sprecherwechsel)	2. Lj.	[51]	
	Bezugnahme auf Gesprächspartner im Dialog	18. Mon.	[51]	
	Themenorganisation im Dialog	3. Lj.	[51]	
	Entwicklung der Erzählkompetenz, zunehmende Kohärenz (inhaltlicher Zusammenhang) und Kohäsion (formaler Zusammenhang von Textelementen) in Erzählungen	36. Mon. bis frühes Schulalter	[52–54]	
	Verstehen von Ironie und Metaphern	6. Lj.	[55, 56]	
Schriftsprach-erwerb	Logographische Phase (Wiedererkennen häufiger Wörter)	Vorschulalter, Beginn Grundschule	[19, 57-59]	
	Alphabetische Phase (Verknüpfung von Lauten und Buchstaben)	Beginn Grundschulalter	[19, 57-59]	
	Orthographische Phase (Erlernen von Rechtschreibregeln)	Grundschulalter	[19, 57-59]	

Mon. = Monat   Lj. = Lebensjahr

25

Mit dem Begriff der phonologischen Prozesse können regelhafte Unterschiede zwischen kindlichen und zielsprachgemäßen Wortformen beschrieben werden. Phonologische Prozesse im Spracherwerb führen dazu, dass die Aussprache von Wörtern systematisch vereinfacht wird, indem z. B. Laute ausgelassen oder ersetzt werden. Derartige phonologische Prozesse kommen während einer Übergangsphase des normalen Spracherwerbs vor und werden allmählich überwunden (☞ Tab. 2). Werden phonologische Prozesse nicht dem Alter entsprechend überwunden, spricht man von phonologischen Störungen, die als gravierende Erwerbsstörung des Sprachsystems immer zu den (U)SES (☞ 1.4.1) zählen (Chiat & Roy 2008). Phonologische Prozesse sind jedoch nicht Folge sprechmotorischer Defizite (☞ 1.4.3).

Tab. 2: Reihenfolge der Überwindung phonologischer Prozesse (nach Fox 2009a)

Alter	Phonologische Prozesse
bis 2;6 Jahre	Auslassung finaler Konsonanten (Vogel → *Voge*) Vorverlagerung des velaren Nasals (Schlange → *Schlanne*) Plosivierung (Sonne → *Donne*) Glottale Ersetzung /r/ (Roller → *Holler*)
bis 3;0 Jahre	Tilgung unbetonter Silben (Banane → *Nane*) Deaffrizierung von /pf/ und /ts/ (Apfel → *Afel*)
bis 3;6 Jahre	Vorverlagerung von /g/ und /k/ (Garten → *Darten;* Kanne → *Tanne*) Rückverlagerung von /sch/ (Schule → *chule*)
bis 4;0 Jahre	Reduktion von Konsonantenverbindungen (Schnecke → *necke*) Assimilationen (Gabel → *Babel*, Marienkäfer → *Mamienkäfer*)
bis 4;6 Jahre	Stimmgebung (voicing) (Tanne → *Danne*) Entstimmung (devoicing) (Weg → *Feg*)
bis 4;11 Jahre	Vorverlagerung von /ʃ/ und /ç/ zu /s/ (Schule → *sule;* Becher → *Besser*)

1.2 Umgebungsbedingte Sprachauffälligkeiten

Umgebungsbedingungen können die Sprachentwicklung ungünstig beeinflussen, so dass phänomenologisch ähnliche sprachliche Auffälligkeiten wie bei Sprachentwicklungsstörungen zu beobachten sind oder sprachlich-kommunikative Auffälligkeiten auftreten. Umgebungsbedingte Sprachauffälligkeiten sind durch eine interdisziplinäre, differenzierte Diagnostik von Sprachentwicklungsstörungen abzugrenzen. Sprachentwicklungsstörungen bedürfen einer medizinisch indizierten Sprachtherapie, umgebungsbedingte Sprachauffälligkeiten hingegen einer nichtmedizinischen, (heil-)pädagogischen Sprachförderung.

Der Erstspracherwerb setzt neben angeborenen speziesspezifischen Fähigkeiten ein ausreichendes und informatives Angebot gesprochener Sprache voraus. Kinder nutzen den sprachlichen Input ihrer Umgebung, um sich der Zielsprache zu nähern (Kauschke 2007). Folgende umgebungsbedingte Sprachauffälligkeiten sind von SES abzugrenzen:

Spracherwerb setzt angeborene Fähigkeiten und ein ausreichendes Angebot gesprochener Sprache voraus.

Auffälligkeiten im Sprachgebrauch durch Anregungsarmut und/oder unzureichende bzw. falsche Sprachvorbilder:

Sie sind allein keine Indikation für eine Sprachtherapie, wohl aber für eine Sprachförderung ($\leftarrow$ 2.2 letzter Abs.). Sie können vorhandene SES aggravieren (Buschmann et al. 2009; Grimm et al. 2004; Hecking & Schlesiger 2010; Kühn & Suchodoletz 2009; Kühn 2010; Tomasello 2003; Tracy 2007).

Auffälligkeiten im Sprachgebrauch allein durch Anregungsarmut und/oder falsche Sprachvorbilder sind keine Indikation für Sprachtherapie.

Sprachauffälligkeiten im Rahmen des Zweit-/Mehrsprachenerwerbs:

Wie im Abschnitt „Spracherwerb in mehrsprachiger Umgebung" erwähnt, sind gesunde Kinder in der Lage, mehrere Sprachen gleichzeitig zu erwerben. Auch wenn diese in ausreichender Quantität und Qualität angeboten werden und die Kinder genügend Gelegenheit zur Kommunikation in diesen Sprachen haben, zeigen sich in der

Sprachauffälligkeiten im Rahmen des Zweit-/Mehrsprachenerwerbs können harmlose Interferenzerscheinungen der Sprachen sein.

Spracherwerbsphase mitunter Besonderheiten, die aus Interferenzerscheinungen der Sprachen auf prosodischer, phonetisch-phonologischer, semantisch-lexikalischer und morphologisch-syntaktischer Ebene resultieren und vorübergehen. Sind die Spracherwerbsbedingungen weniger günstig, können sich zusätzlich Sprachauffälligkeiten entwickeln, die einer Förderung bedürfen, aber nicht zu den SES zählen. Kinder, die in einem günstigen mehrsprachigen Umfeld aufwachsen, bilden nicht häufiger SES aus als monolingual aufwachsende Kinder (Paradis et al. 2003; Rothweiler & Kroffke 2006; Tracy 2008).

Unter ungünstigen Entwicklungsbedingungen können bei mehrsprachig aufwachsenden Kindern Sprachauffälligkeiten vorhanden sein, woraus Förder- und Therapiebedarf entsteht.

Wohl aber können SES/USES auch bei mehrsprachig aufwachsenden Kindern auftreten. Der Erwerb von mehr als einer Sprache erschwert den Spracherwerb bei simultan-bilingual aufwachsenden Kindern mit USES nicht zusätzlich. Tritt bei mehrsprachig aufwachsenden Kindern eine SES/USES auf, dann betrifft diese alle Sprachen (Håkansson et al. 2003; Paradis et al. 2003, 2005, 2006). USES sind bis zu einem gewissen Grad sprachenspezifisch, d. h. es können in Abhängigkeit von Komplexität und Erwerbsalter der zu erwerbenden Strukturen z. B. unterschiedliche grammatische Bereiche betroffen sein (Leonard 2000; Paradis et al. 2003; Kroffke 2007; Restrepo et al. 2011).

Symptome der USES sind sprachenspezifisch.

1.3 Sprachentwicklungsverzögerung

Sprachentwicklungsrückstände sind in Abhängigkeit vom Lebensalter eines Kindes als Sprachentwicklungsverzögerungen (SEV: bis zum 36. Monat) bzw. Sprachentwicklungsstörungen (SES: ab 36. Monat) abzugrenzen. Bei Verdacht auf SEV bzw. SES bedarf es einer interdisziplinären, differenzierten Diagnostik. Late Talker bilden eine spezifische Gruppierung der SEV-Kinder.

Bis zum Lebensalter von 3 Jahren werden zeitliche Abweichungen um mindestens 6 Monate als SEV bezeichnet.

Eine **Sprachentwicklungsverzögerung (SEV)** ist eine zeitliche Abweichung der Sprachentwicklung um mindestens sechs Monate von der Altersnorm nach unten (UEP 1987) mit sprachlichen Auffälligkeiten, für die diagnostisch nach einer Ursache gesucht werden muss.

Eine SEV kann sich in der Folgezeit als SES manifestieren, muss es aber nicht. Häufig lässt sich eine klare Diagnose erst aus dem Verlauf der Sprachentwicklung stellen. Zusätzlich können sich Auffälligkeiten in anderen Entwicklungsbereichen zeigen (sensorisch, kognitiv, psycho-sozial, motorisch), deren Störungswert ebenfalls noch abzuklären ist. Die Bezeichnung SEV suggeriert, dass es sich bei den beobachteten sprachlichen Auffälligkeiten um eine vorübergehende Retardierung handelt, was jedoch nicht der Fall sein muss. Deshalb wird die Bezeichnung SEV nur bis zum 36. Monat, bis eine umfassende Sprachentwicklungsdiagnostik erfolgen kann, gebraucht (Schöler & Scheib 2004; Kiese-Himmel 2008).

Kinder ohne erkennbare Primärbeeinträchtigungen, die bis zum Ende des zweiten Lebensjahres weniger als 50 Wörter oder keine Wortkombinationen produzieren und ansonsten einen altersgerechten Entwicklungsstand zeigen, werden als **Late Talker** (Desmarais et al. 2008) bezeichnet. Prävalenzen wurden für den angelsächsischen Sprachraum mit 2,0-17,5 % angegeben (Horwitz et al. 2003; Reilly et al. 2007), für den deutschen mit 13-20 % (Grimm 2003). Einige dieser Kinder holen ihren Rückstand ohne spezifische Förderung zwischen dem zweiten und dritten Geburtstag auf (sog. **Late Bloomer**). Hierbei ist jedoch auch eine scheinbare Normalisierung (illusionary recovery) möglich, mit erneuten Problemen, häufig in der phonologischen Bewusstheit, kurz vor Einschulung (Penner et al. 2005; v. Suchodoletz 2004). In einer Längsschnittstudie zeigte sich, dass die sprachlichen Leistungen von Late Bloomern langfristig meist im unteren Normbereich verbleiben (Kühn & v. Suchodoletz 2009; Kühn 2010). Angaben zur Rate von Kindern, die den Rückstand bis zum 36. Lebensmonat nicht vollständig aufholen, reichen von 50-65 % (Kauschke 2003). Sachse & v. Suchodoletz (2009) fanden bei zwei Dritteln der Late Talker mit drei Jahren noch sprachliche Auffälligkeiten; die Hälfte dieser Kinder war als sprachentwicklungsgestört einzustufen. Die Studie zeigte, dass für einen Late Talker die Wahrscheinlichkeit, eine

Late Talker bilden im Alter von 24 Monaten weniger als 50 Wörter und keine Wortkombinationen.

Das Aufholen des Sprachrückstandes bei Late Bloomern ist möglicherweise nur scheinbar.

29

Geringe Schulbildung der Eltern und Defizite im Wortverständnis sind ungünstige prognostische Faktoren für die Entstehung einer SES.

USES zu entwickeln, umso größer ausfiel, je geringer sein Wortverständnis im Alter von zwei Jahren und je niedriger die Schulbildung seiner Mutter war. Das Ausmaß der sprachlichen Verzögerung hatte keinen Vorhersagewert für die weitere Sprachentwicklung.

Gegenüber unauffällig entwickelten Kindern haben Late Talker eine ca. um das 20-fache erhöhte Wahrscheinlichkeit für Sprachauffälligkeiten im Vorschulalter (Kühn & v. Suchodoletz 2009). Kühn & v. Suchodoletz (2009) berichten von 16 % der ehemaligen Late Talker, die im Einschulungsalter eine USES und weiteren 18 %, die leichtere sprachliche Defizite hatten. Wurde zusätzlich der Wortschatz bei der diagnostischen Zuordnung berücksichtigt, stieg die Zahl auf über 50 %. Buschmann et al.

Bei Late Talkern ist die Wahrscheinlichkeit für Sprachauffälligkeiten im Vorschulalter stark erhöht.

(2008) weisen auch auf kognitive Entwicklungsrückstände und autistische Symptome bei Late Talker-Kindern im Alter von 24 Monaten hin. Das unterstreicht die Notwendigkeit einer umfassenden Diagnostik von Late Talkern.

1.4 Sprachentwicklungsstörungen und andere Störungen des Sprechens und der Sprache im Kindesalter

Umschriebene Sprachentwicklungsstörungen (USES, Synonym: Spezifische Sprachentwicklungsstörungen SSES), Sprachentwicklungsstörungen (SES) im Zusammenhang mit Komorbidität sowie weitere Störungen des Sprech- und Spracherwerbs können die Entwicklung eines Kindes folgenschwer beeinträchtigen. Sie bedürfen einer fachspezifischen differenzialdiagnostischen Untersuchung und Behandlung.

Abweichungen von der normalen Sprech- und Sprachentwicklung zeigen sich in Sprachverständnis und/oder Sprachproduktion in Laut- und/oder Schriftsprache.

Eine **Sprachentwicklungsstörung oder andere Störung des Sprechens und der Sprache** liegt bei zeitlichen und inhaltlichen Abweichungen von der normalen Sprech- und Sprachentwicklung im Kindesalter vor (diagnostische Kriterien 1 bis 3, ☞ 2.2). **Betroffen sein** können das **Sprachverständnis und/oder die Sprachproduktion** in gesprochener und geschriebener Sprache in einem, mehreren oder allen sprachlich-kommunikativen Bereichen (prosodisch, phonetisch-phonologisch,

lexikalisch-semantisch, morphologisch-syntaktisch) wie
auch auf der Ebene der Kommunikation (pragmatisch),
des Weiteren die **auditive Verarbeitung und Wahrnehmung, die Stimme, die motorische Sprechkontrolle
und der Redefluss.** Je nach Beteiligung der Störungs-
bereiche erfolgen Klassifikation und diagnostische Zuordnung (☞ 2.).

Unterschieden werden:

- Umschriebene Sprachentwicklungsstörungen (USES,   Störungen des Sprech- und
  Synonym: Spezifische Sprachentwicklungsstörungen   Spracherwerbs werden dia-
  SSES; F80. ICD-10 (Dilling et al. 2008) (☞ 1.4.1)   gnostisch in drei Kategorien
- Sprachentwicklungsstörungen (SES) im Zusammen-   eingeordnet.
  hang mit Komorbidität(en) (☞ 1.4.2)
- Andere Störungen des Sprech- und Spracherwerbs,
  die von (U)SES abgegrenzt werden, wie z. B. Aphasien
  im Kindesalter im Sinne eines Verlustes schon vor-
  handener Sprachkompetenzen, Redeflussstörungen
  u. a. m. (☞ 1.4.3)

Prävalenzen

Für den angelsächsischen Sprachraum werden für die   2-15 % der 4- bis 6-Jährigen
Gesamtgruppe von SES Prävalenzen **zwischen 2 %**   zeigen eine Form der SES.
und 15 % angegeben (Canning & Lyon 1989; Thomson
& Polnay 2002), am häufigsten zwischen 6 % und 8 %.
Schwere Störungen sollen bei etwa 1 % der Kinder auftreten. Jungen sind etwa doppelt so häufig betroffen wie
Mädchen (Thomson & Polnay 2002). Für Deutschland
liegen zur Ermittlung der Prävalenz von SES nur lokale
oder regionale Untersuchungen vor, häufig basierend
auf Erhebungen aus Kindergärten und Schulen. Insgesamt werden aber in Abhängigkeit vom Erhebungsver-
fahren und der Definition auch hier Prävalenzen mit 6 %
und 15 % angegeben (Sachse 2005; Tröster & Reineke
2007). May (1990, zit. n. Tröster & Reineke 2007, S.
172) fand bei 15,1 % der 4- bis 6-Jährigen Sprachstörungen, darunter 13,3 % mit Artikulationsstörungen.
Grimm et al. (2004) gaben für 1490 monolingual
Deutsch aufwachsende Kinder eine Inzidenz von 9,7 %
SES und 19,8 % Verdachtskinder an.

1.4.1 Umschriebene Entwicklungsstörungen des Sprechens und der Sprache (USES gem. ICD-10 F80-)

> Beeinträchtigung des Spracherwerbs und des Aufbaus eines sprachlichen Regelsystems von frühen Stadien der Entwicklung an. Später oder ausbleibender Beginn des Sprechens und verlangsamter Verlauf oder Stagnation der Sprachentwicklung.
>
> Umschriebene Sprachentwicklungsstörungen (USES, Synonym: Spezifische Sprachentwicklungsstörungen SSES) können nicht auf sensorische, organische, mentale oder gravierende sozial-emotionale Defizite zurückgeführt werden. Die Diagnose erfolgt über medizinische respektive psychologische Ausschlusskriterien sowie die Ermittlung der expressiven und rezeptiven Anteile der Störung für die verschiedenen (psycho-)linguistischen Ebenen, die in ihrem Ausmaß in einer definierten Diskrepanz zur jeweiligen Altersnorm stehen müssen. USES können mit verschiedenen Auffälligkeiten und Störungen assoziiert sein.

Einteilung in expressive und rezeptive Sprachstörungen gemäß ICD-10 der WHO.

USES werden in der Internationalen Klassifikation der Erkrankungen (ICD-10, Dilling et al. 2008) der Weltgesundheitsorganisation (WHO) in rezeptive Störungen und expressive Störungen eingeteilt.

Expressive Sprachstörung (F 80.1)

Die gesprochene Sprache des Kindes, d. h. Aussprache, produktiver bzw. expressiver Wortschatz, Grammatik sowie die Fähigkeit, Inhalte sprachlich auszudrücken, liegt deutlich unter seinem Intelligenz- bzw. dem allgemeinen Entwicklungsalter angemessenen Niveau.

Rezeptive Sprachstörung (F 80.2)

Das Sprachverständnis, d. h. die Fähigkeit des Kindes, gesprochene Sprache altersentsprechend auf der Laut-, Wort- und Satzebene zu entschlüsseln, liegt deutlich unter seinem Intelligenz- bzw. dem allgemeinen Entwicklungsalter angemessenen Niveau. In praktisch allen Fällen ist auch die expressive Sprache beeinträchtigt.

Bei dieser Einteilung handelt es sich um nosologische Entitäten, die einzeln in ihrer Reinform klinisch nicht zu beobachten sind. So finden sich oftmals bei vorwiegend expressiv gestörten Kindern unter differenzierter Diagnostik zumindest leichte Einschränkungen im Sprachverständnis (Dilling et al. 2008; Grimm 2003a; Institut für Qualität und Wirtschaftlichkeit im Gesundheitswesen 2009; Sachse 2005; Schlesiger 2001). Rein rezeptive Störungen bei regelrechter Sprachproduktion werden im Kindesalter nicht beobachtet, meist handelt es sich um gemischt rezeptiv-expressive Störungen (Conti-Ramsden & Botting 1999; Grimm 2003a; Leonard 1998; Schöler et al. 1998).

Meist handelt es sich bei USES um gemischt rezeptiv-expressive Störungen.

In einer an psycholinguistischen Sprachverarbeitungsmodellen orientierten Betrachtung wird deshalb nicht mit diesen nosologischen Entitäten gearbeitet. Es wird davon ausgegangen, dass die **sprachlichen Beeinträchtigungen** auf einer, mehreren oder allen sprachlich-kommunikativen Ebenen – **Prosodie** und/oder **Phonologie** und/oder **Lexikon und Semantik** und/ oder **Morphologie und Syntax** sowie auf der **Ebene der Kommunikation** – in unterschiedlichem Ausmaß in Produktion (expressive Anteile der Störung) und Perzeption (rezeptive Anteile der Störung) bestehen können (☞ Tab. 3).

Von der Störung sind die sprachlich-kommunikativen Ebenen unterschiedlich schwer betroffen.

Prävalenz

Die Prävalenz von **USES** wird für den amerikanischen Sprachraum nach den ICD-Kriterien mit **5 bis 8 %** angegeben (American Psychiatric Association's DSM-IV 1994; Tomblin et al. 1997). Für den deutschen Sprachraum, für den uneinheitliche Angaben existieren (Kiese-Himmel 1999, 2008; v. Suchodoletz 2003), werden ähnliche Prävalenzraten erwartet. Das Geschlechterverhältnis wird zumeist mit 1.3:1 bis 3:1 zu Ungunsten der Jungen angegeben (National Institute on Deafness and Other Communication Disorders 2008; Shriberg et al. 1999; Tallal et al. 2001; Tomblin et al. 1997). In einem systematischen Übersichtsartikel von Stromswold (1998) bewegten sich die Angaben zwischen 1.3:1 und 5.9:1.

5-8 % der Kinder eines Jahrgangs zeigen eine USES.

Ätiologie

Umschriebene Sprachentwicklungsstörungen können nicht ätiologisch positiv definiert werden.

USES können kausal nicht auf neurologische Veränderungen bzw. Schädigungen, sensorische Beeinträchtigungen, körperliche Fehlbildungen (z. B. LKG-Spalten), eine Intelligenzminderung, tiefgreifende Entwicklungsstörungen, genetische Syndrome, Mehrfachbehinderung, Störungen des Verhaltens, emotionale Störungen oder soziokulturelle Umweltfaktoren wie eine anregungsarme Umwelt zurückgeführt, also ätiologisch positiv definiert werden („Normalitätsannahme").

Genetische Faktoren gelten als Hauptursache für USES (SLI-Consortium 2002; Vernes et al. 2008). So

Genetische Studien legen eine polygene/multifaktorielle Vererbung bei geschlechtsspezifischem Schwellenwert nahe.

wird für die USES die Hypothese einer polygen/multifaktoriellen Vererbung mit Beteiligung eines „Major"-Gens bei geschlechtsspezifischem Schwellenwert favorisiert (Monaco 2007; Newbury et al. 2005; Lewis et al. 1993). In mehreren Familienaggregationsstudien konnte eine familiäre Häufung von USES nachgewiesen werden (Lahey & Edwards 1995; Tallal et al. 2001; Tomblin 1989) wie auch in Zwillingsstudien (Bishop et al. 1995; Lewis & Thompson 1992; Tomblin & Buckwalter 1998). Bei der Untersuchung großer Kindergruppen mit USES wurden mittels Kopplungsanalyse verschiedene Genorte identifiziert und in einer Studie des SLI-Consortiums (2002; Vernes et al. 2008) konnten Zusammenhänge zwischen der USES und Genorten auf 16q und 19q festgestellt werden. Bartlett et al. (2002) fanden Zusammenhänge zu den Genorten auf Chromosom 13q und 2p. Beide Studien zeigten keine Verbindung zur Chromosomenregion 7q (*KE family*).

Verhaltensgenetische Untersuchungen, insbesondere Zwillings- und Adoptionsstudien, können quantifizieren, wie viel der Varianz (Unterschiedlichkeit) in einer Population bezogen auf sprachliche Fähigkeiten auf genetische Unterschiedlichkeit und wie viel auf Umweltgegebenheiten zurückgeführt werden kann. Eine umfassende Zusammenstellung der verhaltensgenetischen Studien einschließlich Linkage-Studien (Stromswold 2001) sowie neuere Untersuchungen (Bishop et al. 2006;

Hayiou-Thomas 2008) ergaben: Genetische Faktoren sind für einen erheblichen Teil der Varianz in Sprachstörungen verantwortlich und für einen geringeren Teil der Varianz in Sprachfähigkeiten von sprachlich nicht gestörten Personen. Sie sind damit die entscheidende Ursache für (U)SES im Kindesalter (Rosenfeld & Horn 2011).

Umwelteinflüsse, insbesondere soziale Determinanten der Sprachumwelt, haben einen deutlich geringeren Einfluss auf die Entstehung von USES, und der Einfluss der familienspezifischen Umwelt ist – abgesehen vom Umfang des Vokabulars – anscheinend vernachlässigbar. Mit gebotener Vorsicht lässt sich somit sagen, dass die familiäre insbesondere mütterliche Sprachanregung keine primäre Ursache für USES ist (Dunkelberg & Kiese-Himmel 1999; Leonard 1987).

Allerdings berichten Studien immer wieder von sozio-ökonomischen Faktoren, die die Ausprägung bzw. Aufrechterhaltung von USES beeinflussen. Sachse & v. Suchodoletz (2009) beobachteten an Late Talkern, dass neben ihren Defiziten im Wortverständnis vor allem eine geringe Schulbildung der Mutter die Wahrscheinlichkeit des Aufholens bis zum Alter von drei Jahren reduzierte und eine USES vorhersagte. Sozial deprivierte Kinder sowie Zwillingskinder, die viel auf sich allein gestellt sind, und Kinder aus bildungsfernen sozialen Schichten zeigen gehäuft sprachliche Auffälligkeiten (Grimm 2003a; Leslie et al. 2005; Papoušek 1998). Der sozio-ökonomische Status (Familieneinkommen) von Eltern erwies sich in mehreren großen Studien (Botting et al. 2001; La Paro et al. 2004) nicht als Einflussfaktor für das Vorliegen einer USES. Hingegen stellten Sensitivität und Depression der Mutter einen möglichen Einflussfaktor dar, während die mütterliche Bildung kontrovers bewertet wurde (Botting et al. 2001; La Paro et al. 2004; Stanton-Chapman et al. 2002).

Nach Bishop (1999) liegt der USES eine unzureichende Verarbeitung und Repräsentation von Sprache zugrunde (siehe a. Schöler et al. 1998). Da Mechanismen der Sprachverarbeitung – möglicherweise aufgrund

Eine Hypothese zur Ätiologie ist die genetisch bedingte, unzureichende Verarbeitung und Repräsentation von Sprache.

Verschiedene Hypothesen sind bislang weder ausreichend empirisch belegt, noch für sämtliche USES-Kinder zutreffend.

Der derzeitige Wissensstand zur Ätiologie der USES erlaubt lediglich eine symptomatische Therapie.

Late Talker haben ein erhöhtes Risiko, eine USES auszubilden.

biologischer bzw. genetischer Faktoren – nicht effektiv funktionieren, kann der Input nicht optimal genutzt werden, so dass der Spracherwerb mühsamer und langsamer verläuft. Dannenbauer (2004) führt aus, dass Auffälligkeiten auch auf der kognitiven Ebene (Schwächen bereichsunspezifischer Prozesse der Informationsverarbeitung), auf der perzeptuellen Ebene (Beeinträchtigungen basaler und höherer Funktionen sensorischer, vor allem auditiver Wahrnehmungsverarbeitung) und auf der biologischen Ebene (Besonderheiten der Entwicklung und Lateralisierung zerebraler Strukturen sowie genetische Faktoren) am Zustandekommen der USES beteiligt sein können.

Keine der Hypothesen ist bislang ausreichend empirisch belegt, noch für sämtliche USES-Kinder zutreffend.

Zusammengefasst sind vorwiegend genetisch determinierte Entwicklungsfaktoren sowie möglicherweise gewisse psychosoziale und Umgebungsbedingungen als ätiopathogenetischer Hintergrund einer USES anzunehmen. Aufgrund der ungeklärten und meist nur für Subgruppen belegten Ätiologie ist keine kausale Therapie von USES möglich. Die Intervention fokussiert vielmehr auf spezifische sprachliche Symptome, unabhängig von der vermuteten Ursache.

Prognose

Anzeichen für eine USES zeigen sich meist bereits im Alter von zwei Jahren. Bei zwei Dritteln der Late Talker finden sich mit drei Jahren noch sprachliche Schwächen bzw. in der Hälfte der Fälle eine SES (Sachse & v. Suchodoletz 2009). Im Einschulungsalter haben 16 % der ehemaligen Late Talker eine SES und weitere 18 % leichtere sprachliche Defizite. Wurde zusätzlich der Wortschatz bei der diagnostischen Zuordnung berücksichtigt, stieg die Zahl auf über 50 % (Kühn & v. Suchodoletz 2009).

40-80 % der Kinder, die im Vorschulalter mit einer USES diagnostiziert wurden, haben auch vier bis fünf Jahre später noch USES-Symptome (Aram & Nation 1980; Aram et al. 1984; Kiese-Himmel 1997; Kiese-Himmel & Kruse 1998; Schakib-Ekbatan & Schöler 1995; Stark et al. 1984).

Zwischen 40 und 80 % der Kinder mit USES zeigen langfristig persistierende Symptome in Laut- und/oder Schriftsprache.

40-75 % der Kinder mit USES haben später Probleme im Schriftspracherwerb, die sich bis in das Adoleszenten- und Erwachsenenalter auswirken und den Schul- und beruflichen Werdegang negativ beeinflussen (Bashir & Scavuzzo 1992; Beitchman et al. 1996a; Bishop & Adams 1990; Catts 1991; Conti-Ramsden et al. 2009a; Durkin et al. 2008, 2009; Grimm 1989; Rissman et al. 1990).

Residualsymptome/Restdefekte bei behandelten und unbehandelten USES wurden bis zu 28 Jahre nach Erstdiagnose nachgewiesen (Felsenfeld et al. 1992, 1994).

Verschiedene Studien haben darauf hingewiesen, dass Kinder mit einer USES ein erhöhtes Risiko haben, an einer psychiatrischen Störung zu erkranken. Vor allem Kinder mit einer bis in die Grundschulzeit persistierenden USES zeigten häufig Aufmerksamkeitsstörungen sowie Defizite im Sozialverhalten. In einer Längsschnittuntersuchung an Kindern mit einer schweren rezeptiven Sprachstörung wurden bei diesen Kindern im Erwachsenenalter eine hohe Arbeitslosigkeitsrate und ein erhöhtes Auftreten von affektiven und schizotypen Störungen festgestellt (Beitchman et al. 1996b; Botting & Conti-Ramsden 2000; Cleggs et al. 2005; Grimm 1989; Miniscalco et al. 2006, 2007; Snowling et al. 2006; St. Clair et al. 2011).

Symptomatik

Die Symptomatik von USES variiert in Abhängigkeit vom Lebensalter des Kindes sowie von der Zahl der betroffenen (psycho-)linguistischen Ebenen und dem Ausmaß der Störung.

Die Symptomatik der USES ist sehr variabel.

Eltern überschätzen meist
die rezeptiven Fähigkei-
ten ihrer sprachentwick-
lungsgestörten Kinder.

Auffälligkeiten in der Sprachproduktion werden von Eltern und Fachkräften meist ohne Schwierigkeiten erkannt. Hingegen werden Auffälligkeiten im Sprachverständnis aufgrund der Redundanz kommunikativer Situationen häufig übersehen. Das Ausmaß der Störung wird oft erst bei einer gezielten Untersuchung der (psycho-)linguistischen Ebenen anhand von spezifischen Testverfahren deutlich.

Im Folgenden finden sich Übersichten für:
- Frühe sprachliche Anzeichen einer USES bis 24 bzw. 36 Monate ☞ **Tab. 3**
- Sprachliche (Leit-)Symptome auf den einzelnen (psycho-)linguistischen Ebenen ☞ **Tab. 4**
- Zur Erläuterung der einzelnen (psycho-)linguistischen Phänomene wird auf Kap.1 ☞ **Tab. 1 und 2** verwiesen.

Tab. 3: Frühe sprachliche Anzeichen einer (U)SES

Alter	Anzeichen
bis 24 Monate	• Besorgnis enger Bezugsperson bzgl. Sprachentwicklung • Später bzw. ausbleibender Beginn des Sprechens • Keine oder nur einzelne, idiosynkratische Wörter (z. B. *Nunu* für Schokolade) • Erste Wörter deutlich später als mit 15 Monaten • Keine Wortkombinationen mit 24 Monaten • Mit 24 Monaten weniger als 50 Wörter produktiv (Late Talker)
bis 36 Monate	• Verlangsamter Verlauf oder Stagnation der Sprachentwicklung • Kein Aufholen bis zu einem Alter von 36 Monaten • Nur Ein- bis Zweiwortäußerungen bis zu einem Alter von 36 Monaten

Tab. 4: Sprachliche (Leit-)Symptome bei (U)SES auf den einzelnen (psycho-)linguistischen Ebenen

Linguistische Ebene	Symptome
Lexikon/Semantik Der rezeptive (passive) und/oder expressive (aktive) Wortschatz ist eingeschränkt bzw. nicht altersgemäß.	• Spricht nur wenige Wörter (geringer Wortschatzumfang) • Lernt nur langsam dazu (verlangsamte Wortschatzzunahme) • Hat Probleme mit der Wortfindung • Macht Benennfehler oder benennt nicht • Benutzt Passe-par-tout-Wörter (*machen, Dings*) • Verwendet viele Floskeln (*ja, mache ich/das ist gut so …*) • Antwortet unspezifisch mit *Ja-/weiß nicht*-Antworten
Syntax/Morphologie Beeinträchtigte Fähigkeit, die morpho-syntaktischen Regeln der Muttersprache zu verstehen und anzuwenden. Stagnation der Grammatikentwicklung.	• Probleme im Gebrauch morphologischer (z. B. Subjekt-Verb-Kongruenz, Kasusmarkierung, Pluralformen) und syntaktischer (z. B. Verbzweitstellung, Nebensätze) Regeln der Muttersprache. Später Einschränkungen der narrativen und textgrammatischen Fähigkeiten • Probleme im Verständnis von komplexen Satzstrukturen und W-Fragen sowie für die Funktion morphologischer Markierungen
Phonologie[2] Beeinträchtigte Fähigkeit, Phoneme im Sprachsystem zu rezipieren, zu organisieren und adäquat zu verwenden (Phonologische Störung). Cave: Hier sind nicht phonetischartikulatorische Störungen gemeint.	• z. B. Auslassung, Ersetzung oder Vertauschung von Lauten • Eingeschränktes Phoneminventar • Nicht überwundene phonologische Prozesse • Probleme in der Auswahl und Kombination von Phonemen zu Lautsequenzen und Wörtern *Beispiele (← Tab. 2)*
Pragmatik Beeinträchtigte Fähigkeit, Sprache in der Kommunikation situationsangemessen zu verstehen und zu gebrauchen.	• Eingeschränkte Kommunikations- und Dialogfähigkeiten (z. B. Sprecherwechsel) • Ausgeprägte Echolalie • Erschwertes Verständnis von Sprechakten • Probleme mit der Nutzung nonverbaler Kommunikationsmittel • Probleme der Organisation von Erzählungen

---

2   Anmerkung zur Terminologie: Im Zusammenhang mit Aussprachestörungen wurden auch die Termini „Dyslalie" oder „Stammeln" verwendet. Diese Begriffe stammen jedoch aus einer Zeit, in der unzureichend zwischen phonetischen und phonologischen Störungsformen unterschieden wurde, sodass bei Verwendung des Begriffs „Dyslalie" nicht klar ist, welche Störungsform gemeint ist. Auf den veralteten Begriff wird in der nachfolgenden Darstellung daher verzichtet, und es werden ausschließlich die Termini ‚phonologische Störung' (← Tab. 4) in Abgrenzung von der ‚phonetischen Störung' oder ‚Artikulationsstörung' (← Tab. 6) gebraucht.

Differenzialdiagnosen und assoziierte Störungen

Die Diagnose der USES ist nicht allein aufgrund der sprachlichen Oberflächensymptomatik möglich.

USES sind anhand der sprachlichen Oberflächensymptomatik nicht von anderen SES deutlich abzugrenzen (Keilmann et al. 2011). USES können mit verschiedenen Problemen assoziiert sein, die eine genaue diagnostische Einordnung erschweren. Folgende Abgrenzungen sind erforderlich:

Abgrenzungen

- **Differenzialdiagnosen** (☞ Tab. 5 und Tab. 6)
- **Potenzielle assoziierte Befunde**, die auch im Rahmen anderer Auffälligkeiten des Sprech- und Spracherwerbs bedeutsam sind (☞ Tab. 5)
- Zusätzlich zu einer USES bestehende **umgebungsbedingte Auffälligkeiten** im Sprachgebrauch (☞ 1.2)
- Zusätzliche **Mehrsprachigkeit** (☞ 1.2)

1.4.2 Differenzialdiagnosen: Sprachentwicklungsstörungen (SES) im Rahmen von Komorbidität

Später bzw. ausbleibender Beginn des Sprechens und verlangsamter Verlauf oder Stagnation der Sprachentwicklung bei gleichzeitigem Vorliegen einer oder mehrerer weiterer Entwicklungsstörungen oder Erkrankungen (Komorbiditäten), die die Sprachentwicklungsstörung (SES) (mit) verursacht haben könnten. Dabei Beeinträchtigung des primären Spracherwerbs und des Aufbaus eines sprachlichen Regelsystems von frühen Stadien der Entwicklung an mit ähnlicher Symptomatik wie bei umschriebener Sprachentwicklungsstörung (USES, Synonym: Spezifische Sprachentwicklungsstörungen SSES) je nach Grunderkrankung. Die Differenzialdiagnose erfolgt überwiegend über die fachmedizinische respektive psychologische Untersuchung.

Eine SES kann als Produkt aus genetischen Faktoren, biologischen Risikobelastungen oder Dysfunktionen (z. B. Frühgeburt ☞ Exkurs S. 41) als Folge peri- oder postnataler Komplikationen, außerordentlich ungünstiger sozialer Lebensbedingungen sowie Überlagerungen durch rezidivierende Ohrinfektionen oder andere Gesundheitsstörungen resultieren.

Die SES werden mit der ICD-10-Ziffer der Grund- oder zusätzlichen Erkrankung oder Störung kodiert – auch wenn im Einzelfall unbekannt ist, ob sie auch aufgetreten wäre, wenn die weitere(n) Störung(en) oder Erkrankung(en) nicht vorgelegen hätte(n) (z. B. eine Hörstörung).

Die Kodierung der SES erfolgt mit der ICD-10-Ziffer gemäß Grunderkrankung.

Die Beeinträchtigungen betreffen die sprachlichen Bereiche in Produktion (*Expressive Anteile*) und/oder Perzeption (*Rezeptive Anteile*) meist in unterschiedlichem Ausmaß, weswegen die ICD-10 F80.1 oder F80.2 nicht angewendet werden kann. (☜ **1.4**)

Produktion und Perzeption sind in unterschiedlichem Ausmaß betroffen.

Tab. 5 beschränkt sich auf die Auflistung der relevanten Entwicklungsstörungen und Grunderkrankungen. Für die Darstellung hinsichtlich Symptomatologie, Ätiopathogenese, Prävalenz, Intervention und Prognose verweisen wir auf die gültigen bzw. bei der AWMF gelisteten Leitlinien.

Eine detaillierte Beschreibung der Entwicklungsstörungen und Grunderkrankungen findet sich in den jeweils gültigen Leitlinien.

Exkurs: Frühgeburt und die Entstehung von SES

Die phonologische Entwicklung Frühgeborener ist der Termingeborener recht ähnlich (Peña et al. 2010), die Sprachentwicklung geht insgesamt langsamer voran. Ein kleines rezeptives Lexikon bei Frühgeborenen mit einem Geburtsgewicht (GG) <1500 g bzw. einem Gestationsalter <32 Schwangerschaftswochen (SSW) gilt als früher Prädiktor einer Sprachentwicklungsverzögerung (Stolt et al. 2009). Die lexikalische Entwicklung Frühgeborener der 23.-28. SSW ist im Alter von zwei Jahren meistens durch schwere neurologische, neuromotorische, komplexe zerebrale Regulationsstörungen und/oder sensorische Beeinträchtigungen bestimmt (Marston et al. 2007). Die Satzproduktion ist auffällig (Kiese-Himmel 2005).

Frühgeburtlichkeit ist nicht per se eine Ursache für eine gestörte Sprachentwicklung, da sie nicht zwingend mit geminderten Sprachentwicklungsleistungen verbunden ist; sie stellt jedoch einen Risikofaktor dar. In Abhängigkeit von der Schwere der biologischen Risikobelastung und der Präsenz von Komorbidität lassen sich differenzielle Sprachentwicklungsverläufe bzw. spätere Sprachleistungsunterschiede im Vergleich zu Reifgeborenen nachweisen, von denen vor allem extrem Frühgeborene mit GG <1100 g und/oder einem Gestationsalter <28 SSW betroffen sind.

Grundsätzlich kann Frühgeburtlichkeit Ursache von sensorischen, motorischen, kognitiven Behinderungen oder auch autistischen Störungen sein, die den Sprech-/Spracherwerb erschweren, einschränken oder in seltenen Fällen rudimentär verlaufen lassen. Zudem sind bei Frühgeborenen grundsätzlich perinatale Komplikationen als ergänzende Risikofaktoren zu berücksichtigen, etwa für eine Hörstörung (Wang et al. 2009) mit Prävalenzen zwischen 1 und 16 % (Robertson et al. 2009; Jimenez et al. 2008; Rieger-Fackeldey et al. 2010). Auch postnatale Komplikationen dürfen nicht außer Acht gelassen werden.

Tab. 5: Differenzialdiagnosen und mögliche begleitende Probleme

Differenzialdiagnosen	Potenzielle assoziierte Befunde bei USES
USES wird nicht verursacht durch folgende Beeinträchtigungen:	**USES kann aber mit organischen und entwicklungspsychopathologischen Problemen assoziiert sein**
Sensorische Beeinträchtigungen Hörstörungen (H90-)/Gehörlosigkeit (H91.9), z. B. rezidivierende Schallleitungsschwerhörigkeiten Angeborene oder mit der Geburt auftretende Schallempfindungs- und Schallleitungsstörungen (Fehlbildung) Einseitige Schallempfindungsstörungen (H90.4) Erworbene Schallempfindungsstörungen Kombinierte Schwerhörigkeit (H90.5) *AWMF-Reg.Nr. 049/010 Periphere Hörstörungen im Kindesalter, S2-LL, DGPP, gültig bis: 12/2009[3]*	• Gelegentliche Mittelohrentzündungen können auf eine SES bei Komorbidität hinweisen, weswegen das Hörvermögen auch im Verlauf einer vermuteten USES wiederholt geprüft werden muss • Einschränkungen im verbalen Kurzzeitgedächtnis und der auditiven Verarbeitung und Wahrnehmung
Andere sensorische Beeinträchtigungen z. B. Sehstörungen/Blindheit H53-H54) *AWMF-Reg.Nr. 022/020 Visuelle Wahrnehmungsstörungen, S1-LL, DGNP, gültig bis: 6/2014*	
Tiefgreifende Entwicklungsstörungen (F84-) z. B. Frühkindl. Autismus (F84.0) Atypische autistische Störungen (F84.1) Rett-Syndrom (F84.2) Desintegrative Störung (F84.3) Asperger Syndrom (F84.5) *AWMF-Reg.Nr. 028/018 Tiefgreifende Entwicklungsstörungen, S1-LL, DGKJP, gültig bis: 11/2011[3]*	• Kombination mit geringen, nicht im Vordergrund stehenden anderen umschriebenen Entwicklungsstörungen (motorische (F81) und schulischen Fertigkeiten (F82)).
Intelligenzminderung (F70-79) **Mehrfachbehinderungen** **Genetische Syndrome** *AWMF-Reg.Nr. 028/015 Intelligenzminderung und grenzwertige Intelligenz, S1-LL, DGKJP, gültig bis: 11/2011[3]*	• Nonverbale Besonderheiten bei IQ im Normalbereich
Neurologische Störungen z. B. Entwicklungsneurologische Störungen, z. B. leichte Formen der Zerebralparese Erworbene Aphasie (R47.0) Aphasien im Kindesalter (auch: kindliche Aphasien, acquired childhood aphasia) Landau-Kleffner-Syndrom (F80.3; Erworbene Aphasie im Kindesalter mit Epilepsie, Beginn der Störung von EEG-Auffälligkeiten im Temporallappen eingeleitet) *AWMF-Reg.Nr. 022/007 Diagnostische Prinzipien bei Epilepsien im Kindesalter, S2-LL, DGNP, gültig bis: 1/2013*	• Subtile strukturelle/funktionelle Auffälligkeiten des Gehirns • Ausbleibende Asymmetrie und Lateralisierung/Hemisphärendominanz • (Fokal-)Neurologisches Defizit

3   Bei Drucklegung der vorliegenden LL bereits abgelaufene LL befinden sich z. T. in Überarbeitung. Nähere Informationen unter www.AWMF.org.

Differenzialdiagnosen	Potenzielle assoziierte Befunde bei USES
Verhaltens- und emotionale Störungen (F90-98)	
z. B. Hyperkinetische Störungen Angststörungen Bindungsstörungen Elektiver Mutismus (F94.0) *AWMF-Reg.Nr. 028/019, 020, 036 Verhaltens- und emotionale Störungen, S1-LL, DGKJP, gültig bis: 11/2011*[3] *AWMF-Reg. Nr. 028/017 hyperkinetische Störungen, S1-LL, DKJP, gültig bis:11/2011*[3] *AWMF-Reg. Nr. 028/022 Angststörungen, S1-LL, DKJP, gültig bis:11/2011*[3] *AWMF-Reg.Nr. 028/024 Bindungsstörungen, S1-LL, DGKJP, gültig bis: 11/2011*[3] *AWMF-Reg.Nr. 028/023 Elektiver Mutismus, S1-LL, DGKJP, gültig bis: 11/2011*[3]	• Probleme in der sozialen Interaktion • Negative Kommunikationserfahrungen • Geringes Selbstwertgefühl • Verhaltensauffälligkeiten/-störungen mit geringem sozialen Kontakt, Rückzug, Depressivität, Schulverweigerung oder Aggressivität als mögliche soziale Folge- oder Begleitsymptome
Umgebungsbedingte Sprachauffälligkeiten **Vernachlässigung:** Gehäuft sprachliche Auffälligkeiten bei sozial deprivierten Kindern, Zwillingskindern, die viel auf sich allein gestellt sind, Kinder aus bildungsfernen sozialen Schichten.	• Psychosoziale Faktoren, die Behandlung und Verlauf der USES ungünstig beeinflussen • USES bei mehrsprachig aufwachsenden Kindern ist in allen Sprachen erkennbar

1.4.3 Andere Störungen des Sprech- und Spracherwerbs

Aufgeführt sind Störungen, die überwiegend die Sprechmotorik, den Redefluss und die Stimme betreffen, außerdem Störungen der auditiven Verarbeitung und Wahrnehmung sowie schulischer Fertigkeiten. Sie sind von Umschriebenen Sprachentwicklungsstörungen (USES, Synonym: Spezifische Sprachentwicklungsstörungen SSES) zu unterscheiden, können aber mit ihnen assoziiert sein. Sofern eine eindeutige Grunderkrankung bekannt ist, kann die Störung direkt auf sie zurückgeführt werden (z. B. Spaltbildungen, Stimmlippenveränderungen). Die Differenzialdiagnose erfolgt über die medizinische respektive psychologische und sprachtherapeutische/logopädische Untersuchung.

Tab. 6 beschränkt sich auf die Auflistung weiterer Störungen des Sprech- und Spracherwerbs. Für die Darstellung hinsichtlich Symptomatologie, Ätiopathogenese, Prävalenz, Intervention und Prognose verweisen wir auf die gültigen bzw. bei der AWMF gelisteten Leitlinien.

---

3   Bei Drucklegung der vorliegenden LL bereits abgelaufene LL befinden sich z. T. in Überarbeitung. Nähere Informationen unter www.AWMF.org.

Tab. 6: Andere Störungen des Sprech- und Spracherwerbs

Die USES ist abzugrenzen von:

Störungen der motorischen Funktionen
Beeinträchtigung der Sprechwerkzeuge/oraler Funktionen des Sprechens durch Spaltbildungen oder andere organische Störungen der für das Sprechen notwendigen anatomischen Strukturen.

Umschriebene Entwicklungsstörungen der motorischen Funktionen
(dazugehörige Begriffe: entwicklungsbedingte Koordinationsstörung, Syndrom des ungeschickten Kindes) **(F82)**
- Umschriebene Entwicklungsstörungen der Mundmotorik [Synonym: orofaciale Störung, myofunktionelle Störung] (F82.2)
- Phonetische Störung [Synonym: Sprechstörung, Lautbildungsstörung, Artikulationsstörung][2].
- Der *Sigmatismus* interdentalis und/oder addentalis tritt sehr häufig bei Kindern im Vorschulalter auf. Es handelt sich hierbei meist nicht um einen phonologischen Prozess, sondern um eine phonetische Abweichung.
- Sprechapraxie im Kindesalter [Synonym: Entwicklungsdyspraxie]

Redeflussstörungen
    Stottern (F98.5)
    Poltern (F98.6)
AWMF-Reg.Nr. 028/030 Stottern, Poltern, S1-LL, DGKJP, gültig bis: 11/2011[3]
AWMF-Reg.Nr. 049/013 Redeflussstörungen, S1-LL, DGPP, angemeldet für 12/2011[3]

Stimmstörungen
AWMF-Reg.Nr. 049/008 Stimmstörung, S1-LL, DGPP, gültig bis: 1/2016

AVWS
Auditive Verarbeitungs- und Wahrnehmungsstörung (F80.20, gem. DIMDI-Fassung 2007 der ICD-10)
AWMF-Reg.Nr. 049/012 AVWS, S1-LL, DGPP, gültig bis: 3/2010[3]

Umschriebene Entwicklungsstörungen schulischer Fertigkeiten
    Lese- und Rechtschreibstörung (F81.0)
    Isolierte Rechtschreibstörung (F81.1)
    Rechenstörung (F81.2)
    Kombinierte Störung schulischer Fertigkeiten (F81.3)
AWMF-Reg.Nr. 028/017 Umschriebene Entwicklungsstörungen schulischer Fertigkeiten, S1-LL, DGKJP, gültig bis: 11/2011[3]

---

2   Vgl. Fußnote S. 39.
3   Bei Drucklegung der vorliegenden LL bereits abgelaufene LL befinden sich z. T. in Überarbeitung. Nähere Informationen unter www.AWMF.org.

2. Diagnostik

2.1 Aufgaben, Ziele und Methoden der Diagnostik

Ziel der Diagnostik ist es, vorhandene Symptome so gut wie möglich einzuordnen und ggf. Störungsschwerpunkte zu ermitteln. Hieran müssen sich eine störungsspezifische Beratung der Familie und ggf. eine individuelle Behandlung des Kindes anschließen. Insbesondere gilt es, behandlungsbedürftige Sprachentwicklungsstörungen rechtzeitig zu erkennen, d. h. von förderungsbedürftigen Auffälligkeiten abzugrenzen, und eine Therapie, ggf. eine Sprachtherapie, einzuleiten.

Die Festlegung einzelner Behandlungskomponenten des Heilmittels „Sprachtherapie" erfordert eine weiterführende Diagnostik.

Die Differenzialdiagnostik erfolgt in mehreren Schritten und interdisziplinär. In Ermangelung evidenzbasierter Untersuchungsmethoden für den sprachlich-kommunikativen Bereich geben die vorliegenden Leitlinien Empfehlungen auf der Basis von Expertenwissen. Ein algorithmisches Diagnostikschema wird vorgeschlagen.

Diagnostik hilft bei der Entscheidungsfindung für die Verordnung und Auswahl notwendiger therapeutischer Maßnahmen (Häcker et al. 2009). Entsprechend zielt die Diagnostik von Sprachentwicklungsstörungen auf die Untersuchung des körperlichen und psychischen sprach- und kommunikationsrelevanten Entwicklungsstandes sowie auf die Abklärung von Entwicklungsvoraussetzungen und -bedingungen eines Individuums für den primären Spracherwerb.

Sprachentwicklungsdiagnostik muss therapiepflichtige Störungen von förderungsbedürftigen Auffälligkeiten abgrenzen.

Der diagnostische Prozess beginnt mit der Anamneseerhebung, auch unter Anwendung von Fragebögen, in der die Einschätzung der vermeintlichen Auffälligkeiten durch enge Bezugspersonen einen besonderen Stellenwert hat. Es folgen medizinisch-psychologische Untersuchungen, (psycho-)linguistische Erhebungen wie Spontansprachanalysen, weiterhin die Anwendung informeller Untersuchungsinstrumente sowie psychometrischer Screenings und Tests (Tab. 10 und 11).

Die Diagnostik besteht aus Anamnese, medizinischen, psychologischen und sprachtherapeutischen / logopädischen Untersuchungsverfahren.

Die Diagnose von USES (F80.1, F80.2) und SES (F83) erfolgt als Differenzialdiagnose über Ein- und Ausschlusskriterien sowie über den Vergleich mit der Altersgruppe anhand von Grenz- und Meilensteinen.

Die mehrschrittige interdisziplinäre Diagnostik erfordert eine sinnvolle Kooperation zwischen den beteiligten Berufsgruppen.

Damit ist die Diagnostik mehrstufig und interdisziplinär. Die verschiedenen Untersuchungsverfahren sind altersbezogen zu unterschiedlichen Zeitpunkten des diagnostischen Prozesses einzusetzen.

Die Diagnose, speziell der umschriebenen (spezifischen) Sprachentwicklungsstörungen (USES; F80.1 und F80.2) und die Abgrenzung zu kombinierten umschriebenen Entwicklungsstörungen (F83) und sonstigen Sprachentwicklungsstörungen (z. B. bei Komorbidität einer permanenten oder schwankenden Hörstörung oder einer globalen Entwicklungsstörung), wird als Differenzialdiagnose über Ein- und Ausschlusskriterien, auf Basis medizinischer, psychologischer und sprachtherapeutisch/ logopädischer Untersuchungsergebnisse gestellt. Sie erfolgt anhand der Gesamtbewertung aller vorliegenden Befunde, unter Berücksichtigung der Ergebnisse standardisierter und normierter Tests, der Grenzsteine der Sprachentwicklung (☛ Tab. 1) sowie des Ausschlusses neurologischer, sensorischer, emotionaler, sozialer oder körperlicher Störungen („Normalitätsannahme").

Die diagnostischen Aufgaben in interdisziplinären Praxis-Teams, Sozialpädiatrischen Zentren (SPZ), phoniatrisch und pädaudiologischen, kinder- und jugendpsychiatrischen, neuropädiatrischen bzw. entwicklungsneurologischen Kliniken und anderen auf Sprachentwicklungsdiagnostik spezialisierten Einrichtungen verteilen sich über Ärzte, Psychologen und Sprachtherapeuten/ Logopäden. Erstrebenswert ist, dass für die Sprachentwicklungsdiagnostik außerhalb solcher interdisziplinärer Einrichtungen Kooperationen zwischen ärztlichen, psychologischen und sprachtherapeutischen/logopädischen Praxen erfolgen, die eine ähnliche Aufgabenverteilung ermöglichen („Vier-Augen-Diagnostik"; Sachverständigenrat zur Begutachtung der Entwicklung im Gesundheitswesen 2007). Dabei kann die Aufgabenverteilung keine starre Berufsgruppenzuordnung sein, vielmehr hängt die Nutzen bringende Durchführung der einzelnen diagnostischen Schritte und Verfahren von der Qualifikation bzw. formalen Zugangsberechtigung, Spezialisierung inklusive Vertrautheit des Diagnostikers mit der Methode ab (de Langen-Müller & Hielscher-Fastabend 2007).

Tab. 7 nennt Aufgaben, Inhalte und Methoden der Diagnostik von (U)SES. Der diagnostische Algorithmus sowie die Methoden-Empfehlungen betreffen die Diagnostik bis zur vollständigen Ausstellung der Heilmittel-Verordnung mit Diagnoseschlüssel und Spezifizierung der Therapieziele. Die weiterführende Diagnostik, die auf den Verlauf und die Evaluation der Behandlung bezogen ist, ist Gegenstand therapeutischer Leitlinien.

Empfehlungen und diagnostischer Algorithmus dieser Leitlinie betreffen die Diagnostik bis zur vollständigen Ausstellung der Heilmittelverordnung.

Tab. 7: Aufgaben, Inhalte und Methoden der Diagnostik von Sprachentwicklungsstörungen (U)SES

Aufgabe	Inhalte	Methoden Empfehlungen kritischer Fragen und einzelner Verfahren ☛ Orientierungshilfe Tab. 8 und 9
Diagnostik im Verdachtsfall	Ausgehend von einem Anlass, z. B. Früherkennungsuntersuchung beim Kinderarzt, der Besorgnis von Eltern oder Beobachtungen einer pädagogischen Fachkraft, werden Risiken für eine Normabweichung festgestellt und in Hinblick auf eine möglicherweise bestehende Sprachentwicklungsstörung untersucht.	• Gespräch/Interview mit Bezugspersonen/Anamnese • (Eltern-)Fragebogen • Screening oder Test
Sprachdiagnostik	Detaillierte Untersuchungen und Beschreibungen der sprachlichen Leistungen auf allen Strukturebenen und deren Abweichungen von der entsprechenden Norm (z. B. Alter, Entwicklungssequenz): ◆ Untersuchungen auf den Ebenen Phonetik/Phonologie, Lexikon/Semantik, Morphologie/Syntax sowie Pragmatik (Kommunikation und Interaktion). Dabei sind für alle sprachlichen Ebenen rezeptive und expressive Störungsanteile differenziert zu untersuchen, zu beschreiben und zu bewerten. ◆ Überprüfung von der Sprachverarbeitung zugrunde liegenden basalen Fähigkeiten wie die Funktionstüchtigkeit des Arbeits- bzw. Kurzzeitgedächtnisses.	• Gespräch/Interview mit Bezugspersonen/Sprachanamnese • Eltern-/Erzieherinnen-Fragebogen • (Teilnehmende) Beobachtung • Spontansprachanalyse • Durchführung von Elizitationsverfahren (Tests, Screenings, informelle Verfahren) zur Erfassung sprachlicher Leistungen

Aufgabe	Inhalte	Methoden Empfehlungen kritischer Fragen und einzelner Verfahren ☞ Orientierungshilfe Tab. 8 und 9
Differenzialdiagnostik	Prüfung der Merkmale, Fähigkeiten bzw. Leistungen, um definierte andere organische, physische und/oder psychische Schwächen (z. B. Hörstörungen, Sehstörungen, tiefgreifende Entwicklungsstörungen, hirnorganische Schädigungen, sozialemotionale Störungen, Intelligenzminderungen, ☞ Kap. 1, Tab. 5) sowie Umgebungsfaktoren (soziale Deprivation, Mehrsprachigkeit) auszuschließen und prognostische Aussagen zu treffen: ◆ Ausschluss organischer, neurologischer und psychischer Grundstörungen durch medizinische Untersuchungen auf dem jeweiligen Fachgebiet, z. B. Phoniatrie und Pädaudiologie, Ophthalmologie, Entwicklungsneurologie, Neuropädiatrie, Kinder- und Jugendpsychiatrie usw. ◆ Ausschluss von Intelligenz- und Entwicklungsstörungen sowie emotionaler und sozialer Störungen durch Untersuchung des kognitiven Entwicklungsstandes mittels sprachfreier Tests (Intelligenz) sowie des emotionalen und sozialen Entwicklungsstandes. ◆ Ausschluss relevanter Umgebungsfaktoren. ◆ Abgrenzung von anderen Sprach- und Sprechstörungen (☞ Kap.1, Tab. 6).	• Gespräch/Interview mit Bezugspersonen/allgemeine, psycho-soziale und Familienanamnese (auch in Hinblick auf das Vorliegen von familiär-genetischen Störungen) und Sprachanamnese • Eltern-/Erzieherinnen-Fragebogen • (Teilnehmende) Beobachtung • Medizinische Untersuchungen • Tests und Fragebogen zur Erfassung sozial-emotionaler Funktionen • Tests zur Erfassung kognitiver Leistungen
Klassifikation, nach Möglichkeit ätiologische Zuordnung	Hypothesenformulierung, Differenzierung USES vs. SES mit Komorbidität, Differenzierung SES vs. umgebungsbedingte Sprachauffälligkeit. ◆ Zuordnung zu dem jeweiligen Diagnoseschlüssel (z. B. gemäß ICD 10).	• Interpretation und Bewertung
Behandlungsempfehlung	Wird eine Sprachtherapie als erforderlich angesehen, erfolgt eine Verordnung gemäß Heilmittelrichtlinien (Heil- und Hilfsmittelrichtlinien vom 01.07.2011). Bei der Empfehlung therapeutischer Interventionen sind die Möglichkeiten und Grenzen aufgrund der jeweiligen Rahmenbedingungen (z. B. Umfeldbedingungen wie häusliche und soziale Situation) zu berücksichtigen.	• Interpretation und Bewertung

Aufgabe	Inhalte	Methoden Empfehlungen kritischer Fragen und einzelner Verfahren ☞ Orientierungshilfe Tab. 8 und 9
Behandlungsplan	☞ Therapeutische Leitlinien (in Vorbereitung)	
Diagnostische Verlaufskontrolle und Prognose	In Abhängigkeit von der therapiebegleitenden Diagnostik ☞ Abschnitt Prognose in Kap. 1.4.1 ☞ therapeutische Leitlinien (in Vorbereitung)	
Diagnostische Evaluation und Prognose	In Abhängigkeit von der therapiebegleitenden Diagnostik ☞ therapeutische Leitlinien (in Vorbereitung)	

2.2 Diagnostischer Algorithmus „Sprachentwicklungsstörung" zur Feststellung der Therapieindikation

In Anlehnung an die ICD-10 werden vier Kriterien formuliert, die die Diagnose USES begründen. Sie basieren auf einer Diskrepanz der sprachlichen Fähigkeiten zum Alter des Kindes sowie auf der „Normalitätsannahme". Der diagnostische Algorithmus (☞ Abb. 1) soll die interdisziplinäre Diagnostik und die daraus resultierenden Maßnahmen transparent machen.

Bei Verdacht auf nicht altersgemäße Sprachentwicklung ist eine Hörprüfung immer obligatorisch. Die Sprachdiagnostik wird im Anschluss durchgeführt. Alle weitere Differenzialdiagnostik erfolgt nicht nach einem festgelegten Schema, sondern je nach Erscheinungsbild und Fragestellung. Auch nach der Diagnose USES sichert eine Rückkoppelungsschleife – z. B. bei ausbleibendem Therapieerfolg – die Möglichkeit zur erneuten Differenzialdiagnostik.

Diagnoseschema

Eine Orientierung für das Erkennen von Abweichungen sowie Anhaltspunkte, wann eine weiterführende interdisziplinäre Diagnostik angezeigt ist, liefern die Grundlagen in Kapitel 1 und die Symptomtabellen 8 und 9, sortiert nach den Zeitpunkten der Früherkennungsuntersuchungen beim Kinderarzt, im Kapitel 2.3.

Orientierungshilfen zum diagnostischen Algorithmus ☞ Kap. 2.3

Diagnostische Kriterien in Anlehnung an die ICD-10 (Dilling et al. 2008) für das Vorliegen einer USES (F80.1 und 80.2) sind:

1. Die mit einem standardisierten und normierten Test erfassten Fähigkeiten der rezeptiven/expressiven Sprache liegen auf einer oder mehreren sprachlich-kommunikativen Ebenen 1,5 bis 2 Standardabweichungen unterhalb der Altersnorm des Kindes.
2a. Die mit Hilfe strukturierter Verhaltensbeobachtung und linguistischer Analysen erfassten Fähigkeiten der rezeptiven/expressiven Sprache liegen bedeutsam unterhalb der Fähigkeiten der Altersgruppe (☞ 1.1 Tab. 1).
2b. Verwendung und Verständnis nonverbaler Kommunikation liegen innerhalb der Altersnorm (☞ 1.1 Tab. 1).
3. Normalitätsannahme: Es fehlen neurologische, sensorische, emotionale, soziale oder körperliche Störungen, die die Sprachproblematik erklären können. Eine Intelligenzminderung (IQ <85, gemessen mit einem nonverbalen Intelligenztest) besteht nicht.[4]

Sprachförderung und Sprachtherapie sind hinsichtlich Methoden und Zielgruppen zu unterscheiden.

Der **Algorithmus** (☞ Abb. 1) unterscheidet zwischen Maßnahmen zur Sprachförderung und Sprachtherapie. Eine Zielsetzung der Sprachdiagnostik ist es, diejenigen Kinder zu identifizieren, die einer spezifischen Sprachtherapie bedürfen. Kinder mit (U)SES bedürfen einer (medizinisch indizierten) Therapie. Diese kann durch pädagogische Sprachfördermaßnahmen in den Bildungseinrichtungen unterstützt werden. Letztere wären aber nicht ausreichend, um ihr Störungsbild adäquat zu behandeln. Hingegen geht man davon aus, dass Kinder mit umgebungsbedingter Sprachauffälligkeit (☞ Kap. 1.2) von

---

4   In der ICD-10 (Dilling et al. 2008) wird zusätzlich das sog. doppelte Diskrepanzkriterium zwischen den kognitiven und den sprachlichen Leistungen definiert: Bei einer umschriebenen Entwicklungsstörung der rezeptiven und/oder expressiven Sprache (USES) liegen das Sprachverständnis und/oder die Sprachproduktion des Kindes unterhalb des seinem Intelligenzalter angemessenen Niveaus. Die Intelligenz ist zumindest durchschnittlich (IQ >84), gleichzeitig liegen die rezeptiven/expressiven sprachlichen Leistungen 1 bis 1,5 Standardabweichungen unterhalb des nonverbalen IQ (s. o. Kriterien 1 und 3).
    In dieser Leitlinie wird aus Gründen der praktischen Anwendbarkeit auf das doppelte Diskrepanzkriterium bei der Diagnose einer USES verzichtet. Diskrepanzkriterien werden hinsichtlich ihres *klinischen* Nutzens auch in der Literatur problematisiert (Keegstra et al. 2010; Tager-Flusberg & Cooper 1999; Weindrich et al. 1998; Bishop 1997; 2004; Dunn et al. 1996; Wolf Nelson 1996; Aram et al. 1992; Cole et al. 1992).

einer (meist pädagogischen) Sprachförderung profitieren können, aber keiner Sprachtherapie bedürfen. Da Kinder mit nur Sprach*förder*bedarf keine Sprachentwicklungsstörung (U)SES haben, können sie mit Hilfe von mehr bzw. besserem Sprachinput, d. h. mehr deutschsprachigen Kommunikationspartnern und Einsatz von Sprachförderprogrammen, aufholen. Dies gilt sowohl für monolingual als auch für mehrsprachig aufwachsende Kinder (vgl. Kauschke 2006; Chilla 2011). Sprachförderung ist die informelle Bezeichnung für eine Interventionsform bei Sprachproblemen, denen kein Störungswert zugeschrieben wird. Ihr geht in der Regel keine mit der Feststellung von (U)SES vergleichbare Diagnostik voraus. Die Sprachförderung umfasst pädagogische und heilpädagogische Maßnahmen, die – in der Regel in der Gruppe – eingesetzt werden, um die sprachlichen Kompetenzen von Kindern so zu fördern, dass ihr Sprachentwicklungsstand ihrem aktuellen Lebensalter entspricht und sie in der Lage sind, sowohl ein schulangemessenes Bildungsniveau zu erreichen als auch „Sprache situations- und intentionsangemessen einzusetzen" und „im Team sprachlich agieren" können (Holler et al. 2005, S. 27; vgl. auch de Langen-Müller 2005; de Langen-Müller & Maihack 2006). Ihre gesetzlichen Grundlagen regelt SGB IX, Kap. 1, § 3 und Kap. 4, § 30, die Inhalte legen die Bildungspläne der Länder fest. Die weitere Unterscheidung von Sprachförderung vs. Sprachtherapie ist Gegenstand der „Therapeutischen Leitlinie" (in Vorbereitung).

Bei Kindern mit (U)SES können Maßnahmen zur Sprachförderung eine medizinisch indizierte Sprachtherapie nicht ersetzen.

Sprachförderung hilft multi- und monolingualen Kindern, einen eventuell bestehenden Sprachentwicklungsrückstand aufzuholen.

2.3 Orientierungshilfen zum Diagnostischen Algorithmus

Tab. 8 bis 9 sind Ergänzungen zum Diagnostischen Algorithmus „Sprachentwicklungsstörung" (☞ Abb. 1). Sie listen alterschronologisch und sortiert nach den Zeitpunkten der Früherkennungsuntersuchungen beim Kinderarzt (☞ Tab. 8.1-8.8, Tab. 9.) wesentliche Symptome sowie geeignete Untersuchungsverfahren auf. Damit bieten sie dem Untersucher eine Orientierungshilfe zum Erkennen von Abweichungen und der Einleitung weiterführender Diagnostik.

Abb. 1: Diagnostischer Algorithmus „Sprachentwicklungsstörung"

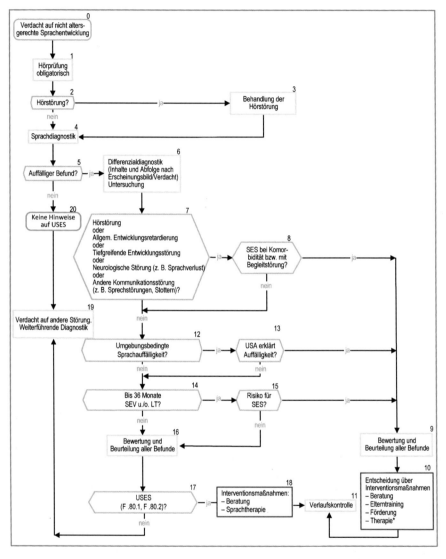

LT: Late Talker
SES: Sprachentwicklungsstörung
SEV: Sprachentwicklungsverzögerung

USA: Umgebungsbedingte Sprachauffälligkeit
USES: Umschriebene Sprachentwicklungsstörung
* Therapie: alle in Frage kommenden Therapie-formen

Tab. 8: V. a. nicht altersgemäße Sprachentwicklung
[umfasst: V. a. SES mit oder ohne Komorbidität sowie andere Kommunikationsstörungen im Kindesalter, z. B. Lippen-Kiefer-Gaumenspalten, orofaziale Dysfunktionen, Stimmstörungen, kindliche Sprechapraxie, phonetische Störungen, Redeflussstörungen, AWVS (☞ Kapitel 1, Tab. 4, 5 und 6)]

Tab. 8.1: U1 – U3 Neugeborenes bis 6. Lebenswoche

Lebensalter	Wesentliche Symptome	Differenzial-diagnose[5]					(weiterführende) Untersuchung
		S(U)ES	Störg. motor. (Sprech-)Fkt.	Stimmstörungen	Redeflussstörung	AWVS	
	Orientierungshilfe für Kasten 0 des Algorithmus (☞ Abb. 1)						Orientierungshilfe für Kasten 7 sowie Rauten 10, 12, 14, 16, 18, 20, 23
	Besorgnis der Eltern und anderer Bezugspersonen Eltern und andere Bezugspersonen sind mit der (Sprach-)Entwicklung des Kindes nicht zufrieden. **Anamnestische u./o. Befund-Risiken** Frühgeburt, psychische u./o. soziale Belastung, weitere Kinder mit (Sprach-)Entwicklungsstörungen in Kernfamilie.						
U1 Neugeborenen Erstuntersuchung	*LKG:* Fehlbildungen von Kopf und Hals, Gesichtsasymmetrie (z. B. Spaltfehlbildung inkl. submuköse Gaumenspalten, Choanalatresie, kraniofaziale Dysmorphien). (Stridor, Husten, Dyspnoe, Heiserkeit)[6]						Körperliche Untersuchung inkl. Gaumenpalpation ggf. mund-kiefer-gesichtschirurgische Untersuchung u./o. HNO-ärztliche Untersuchung u./o. phoniatrisch-pädaudiologischer u./o. neurologischer Organstatus ggf. Endoskopie ggf. auditive und elektroakustische Beurteilung des Stimmklangs ggf. EEG, Schlaf-EEG, Bildgebung, Labor ggf. genetische Untersuchung ggf. augenärztliche Untersuchung
U2 3.-10. Lebenstag	*LKG:* Fehlbildungen von Kopf und Hals, Gesichtsasymmetrie (z. B. Spaltfehlbildung inkl. submuköse Gaumenspalten, Choanalatresie, kraniofaziale Dysmorphien). Reflektorische Rückverlagerung der Zunge oder Einlagerung in die Spalte. *LKG/Orofaziale Störungen/Dysphagien:* Schwierigkeiten beim Trinken/Füttern (z. B. Schluckstörungen, Koordinationsstörung Atmung-Schlucken, Flüssigkeitsverlust beim Saugen, Erbrechen). (Stridor, Husten, Dyspnoe, Heiserkeit)						
U3 4.-6. Lebenswoche	*LKG:* Fehlbildungen von Kopf und Hals, Gesichtsasymmetrie (z. B. Spaltfehlbildung inkl. submuköse Gaumenspalten, Choanalatresie, kraniofaziale Dysmorphien). Reflektorische Rückverlagerung der Zunge oder Einlagerung in die Spalte. *LKG/Orofaziale Störungen/Dysphagien:* Schwierigkeiten beim Trinken/Füttern (z. B. Schluckstörungen, Koordinationsstörung Atmung-Schlucken, Flüssigkeitsverlust beim Saugen, Erbrechen). Stridor, Husten, Dyspnoe, Heiserkeit						

5 Aufschlüsselung der DD ☞ Kapitel 1, Tab. 4, 5 und 6.
6 Stridor, Husten, Dyspnoe, Heiserkeit, schrilles Schreien: Hohes schrilles Schreien fällt ggf. bereits in U1 und U2 auf und hat dort, z. B. als Hinweis für Hirnschädigungen, eine besondere Bedeutung, weniger für die Klassifikation von Sprach-, Sprech- oder weiteren Kommunikationsstörungen im Kindesalter. Ein Stridor kann ein Hinweis für eine Larynxfehlbildung sein, z. B. für eine Ringknorpelstenose, eine Epiglottismalazie oder eine Segelbildung und bedarf mitunter einer sofortigen Intervention.

Tab. 8.2: U4 3. – 4. Lebensmonat

Alter	Wesentliche Symptome	Differenzial-diagnose[5]					(weiterführende) Untersuchung
		(U)SES	Störg. motor. (Sprech-)Fkt.	Stimmstörungen	Redeflussstörung	AVWS	
Alter	Orientierungshilfe für Kasten 0 des Algorithmus						Orientierungshilfe für Kasten 7 sowie Rauten 10, 12, 14, 16, 18, 20, 23
	Besorgnis der Eltern und anderer Bezugspersonen Eltern und andere Bezugspersonen sind mit der (Sprach-)Entwicklung des Kindes nicht zufrieden. **Anamnestische u./o. Befund-Risiken** Frühgeburt, psychische u./o. soziale Belastung, weitere Kinder mit (Sprach-)Entwicklungsstörungen in Kernfamilie.						**Wie U1 bis U3:** Körperliche Untersuchung inkl. Gaumenpalpation ggf. mund-kiefer-gesichtschirurgische Untersuchung u./o. HNO-ärztliche Untersuchung u./o. phoniatrisch-pädaudiologischer u./o. neurologischer Organstatus ggf. Endoskopie ggf. auditive und elektroakustische Beurteilung des Stimmklangs ggf. EEG, Schlaf-EEG, Bildgebung, Labor ggf. genetische Untersuchung ggf. augenärztliche Untersuchung **ab U4:** ggf. entwicklungsneurologische/ psychologische Untersuchung
3. – 4. Lebensmonat **U 4**	LKG: Fehlbildungen von Kopf und Hals, Gesichtsasymmetrie (z. B. Spaltfehlbildung inkl. submuköse Gaumenspalten, Choanalatresie, kraniofaziale Dysmorphien). Reflektorische Rückverlagerung der Zunge oder Einlagerung in die Spalte.						
	LKG/Orofaziale Störungen/Dysphagien: Schwierigkeiten beim Trinken/Füttern (z. B. Schluckstörungen, Koordinationsstörung Atmung-Schlucken, Flüssigkeitsverlust beim Saugen, Erbrechen).						
	Stridor, Husten, Dyspnoe, Heiserkeit.						
	Wenige Vokalisationen, kein Gurren (nga, ngrr).						

5 Aufschlüsselung der DD ☛ Kapitel 1, Tab. 4, 5 und 6.

54

Tab. 8.3: U5 6. – 7. Lebensmonat

Alter	Wesentliche Symptome / Orientierungshilfe für Kasten 0 des Algorithmus	Differenzialdiagnose[5]					(weiterführende) Untersuchung / Orientierungshilfe für Kasten 7 sowie Rauten 10, 12, 14, 16, 18, 20, 23
		(U)SES	Störg. motor. (Sprech-)/Fkt.	Stimmstörungen	Redeflussstörung	AVWS	
6. – 7. Lebensmonat U5	**Besorgnis der Eltern und anderer Bezugspersonen** Eltern und andere Bezugspersonen sind mit der (Sprach-)Entwicklung des Kindes nicht zufrieden. **Anamnestische u./o. Befund-Risiken** Frühgeburt, psychische u./o. soziale Belastung, weitere Kinder mit (Sprach-)Entwicklungsstörungen in Kernfamilie.						**Wie U4:** Körperliche Untersuchung inkl. Gaumenpalpation ggf. mund-kiefer-gesichtschirurgische Untersuchung u./o. HNO-ärztliche Untersuchung u./o. phoniatrisch-pädaudiologischer u./o. neurologischer Organstatus ggf. Endoskopie ggf. auditive und elektroakustische Beurteilung des Stimmklangs ggf. EEG, Schlaf-EEG, Bildgebung, Labor ggf. genetische Untersuchung ggf. augenärztliche Untersuchung ggf. entwicklungsneurologische/ psychologische Untersuchung
	LKG: Fehlbildungen von Kopf und Hals, Gesichtsasymmetrie (z. B. Spaltfehlbildung inkl. submuköse Gaumenspalten, Choanalatresie, kraniofaziale Dysmorphien). Reflektorische Rückverlagerung der Zunge oder Einlagerung in die Spalte.						
	LKG/Orofaziale Störungen/Dysphagien: Schwierigkeiten beim Trinken/Füttern (z. B. Schluckstörungen, Koordinationsstörung Atmung–Schlucken, Flüssigkeitsverlust beim Saugen, häufiges Verschlucken, Erbrechen, Persistieren oraler Reflexe), fehlender Mundschluss.						
	Heiserkeit u. a. bei häufigem Schreien, evtl. Phonationsknötchen.						
	Babbeln: Wenige bis keine Konsonanten, fast nur vokalähnliche Äußerungen, wenig spontane Lautimitation.						
	Schaut Eltern nicht an, wenn sie es z. B. ansprechen, wickeln oder füttern.						

5 Aufschlüsselung der DD ➵ Kapitel 1, Tab. 4, 5 und 6.

55

Tab. 8.4: U6 10. – 12. Lebensmonat

Alter	Wesentliche Symptome	Differenzial-diagnose[5]					(weiterführende) Untersuchung
	Orientierungshilfe für Kasten 0 des Algorithmus	(U)SES	Stör. motor. (Sprech-)Fkt.	Stimmstörungen	Redeflussstörung	AVWS	Orientierungshilfe für Kasten 7 sowie Rauten 10, 12, 14, 16, 18, 20, 23
10. – 12. Lebensmonat / U 6	**Besorgnis der Eltern und anderer Bezugspersonen** Eltern und andere Bezugspersonen sind mit der (Sprach-)Entwicklung des Kindes nicht zufrieden. **Anamnestische u./o. Befund-Risiken** Frühgeburt, psychische u./o. soziale Belastung, weitere Kinder mit (Sprach-)Entwicklungsstörungen in Kernfamilie.						
	LKG: Fehlbildungen von Kopf und Hals, Gesichtsasymmetrie (z. B. Spaltfehlbildung inkl. submuköse Gaumenspalten, ggf. bereits operiert, kraniofaziale Dysmorphien). Reflektorische Rückverlagerung der Zunge oder Einlagerung in die Spalte. Nasale Nebengeräusche bei der Produktion von Frikativen (f, s, v, z) und Plosiven (p, t, k). Laute einer Lautklasse werden gar nicht gebildet, meist Rückverlagerung der vorderen Lautgruppen, glottaler Stopp. *LKG/Orofaziale Störungen/Dysphagien:* Schwierigkeiten beim Trinken/Essen (z. B. Schluckstörungen, Koordinationsstörung Atmung-Schlucken, Flüssigkeitsverlust beim Saugen, häufiges Verschlucken, Erbrechen, Persistieren oraler Reflexe), fehlender Mundschluss, bei der Löffelfütterung wird nicht mit der Oberlippe vom Löffel genommen, Trinken aus der Tasse mit Unterstützung nicht möglich, willkürliches Abbeißen weicher Nahrung nicht möglich, Kaubewegungen nicht beobachtbar. Auffälliger *Stimmklang:* z. B. Heiserkeit u. a. bei häufigem Schreien, evtl. Phonationsknötchen, auffällige Phonationstonhöhe, offenes oder geschlossenes Näseln (Hyper- u./o. Hyponasalität). *Babbeln:* Nur einfache Konsonant-Vokal- oder Vokal-Konsonant-Silben, keine komplexen Silben, keine reduplizierenden Silben (*dada*). Verharren auf der Stufe des marginalen Babbelns. Wenig spontane Silbenimitation, versucht nicht, Wörter (z. B. Mama) oder Geräusche (*brum, muh*) nachzuahmen. *Sprechapraxie:* Kompensatorische Mitbewegungen beim Sprechen und langsame diadochokinetische Bewegungen beim Sprechen. Versucht nicht, *Babbel-Dialoge* zu initiieren. Schaut Eltern nicht an, wenn sie mit ihm sprechen oder etwas erzählen. Verwendet keine Gesten, wie z. B. auf einen Gegenstand zeigen oder *winke-winke* machen. *Sprachverständnis:* Versteht einfache Wörter u./o. einfache, gestisch untermalte Aufforderungen nicht. *Hinweis auf Sprachverlust, soziale oder kognitive Regression:* Plötzliche Stagnation oder Verschlechterung der begonnenen sozialen u./o. kognitiven u./o. Sprachentwicklung (z. B. Rettsyndrom, Anfallsleiden, Zustand nach Schädel-Hirn-Trauma oder entzündliche Prozesse des ZNS).						**Wie U4 bis U5:** Körperliche Untersuchung inkl. Gaumenpalpation ggf. mund-kiefer-gesichtschirurgische Untersuchung u./o. HNO-ärztliche Untersuchung u./o. phoniatrisch-pädaudiologischer Untersuchung u./o. neurologischer Organstatus ggf. Endoskopie ggf. auditive und elektroakustische Beurteilung des Stimmklangs ggf. EEG, Schlaf-EEG, Bildgebung, Labor ggf. genetische Untersuchung ggf. augenärztliche Untersuchung ggf. entwicklungsneurologische/ psychologische Untersuchung **ab U6:** ggf. kinderpsychiatrische Untersuchung **spezifische Sprachdiagnostik U6** Screeningbogen optional: ELFRA-1 ggf. fachspezifische Sprachdiagnostik: ↙ Tab. 10, 11

5 Aufschlüsselung der DD ↙ Kapitel 1, Tab. 4, 5 und 6.

56

Tab. 8.5: U7 21.–24. Lebensmonat

Alter	Wesentliche Symptome	Differenzialdiagnose[5]					(weiterführende) Untersuchung
	Orientierungshilfe für Kasten 0 des Algorithmus	(U)SES	Störg. motor. (Sprech-)Fkt.	Stimmstörungen	Redeflussstörung	AVWS	Orientierungshilfe für Kasten 7 sowie Rauten 10, 12, 14, 16, 18, 20, 23
21.–24. Lebensmonat U7	**Besorgnis der Eltern und anderer Bezugspersonen** Eltern und andere Bezugspersonen sind mit der (Sprach-)Entwicklung des Kindes nicht zufrieden. **Anamnestische u./o. Befund-Risiken** Frühgeburt, psychische u./o. soziale Belastung, weitere Kinder mit (Sprach-)Entwicklungsstörungen in Kernfamilie.						
	LKG: Fehlbildungen von Kopf und Hals, Gesichtsasymmetrie (z. B. Spaltfehlbildung inkl. submuköse Gaumenspalten, ggf. bereits operiert, kraniofaziale Dysmorphien). Nasale Nebengeräusche bei der Produktion von Frikativen (f, s, v, z) und Plosiven (p, t, k). Laute einer Lautklasse werden gar nicht gebildet, meist Rückverlagerung der vorderen Lautgruppen, glottaler Stopp. *LKG/Orofaziale Störungen/ Dysphagien:* Schwierigkeiten beim Trinken/Essen (z. B. Schluckstörungen, Koordinationsstörung Atmung-Schlucken, Flüssigkeitsverlust beim Saugen, häufiges Verschlucken, Erbrechen, Persistieren oraler Reflexe), fehlender Mundschluss, bei der Löffelfütterung wird nicht mit der Oberlippe vom Löffel genommen, Trinken aus der Tasse mit Unterstützung nicht möglich, willkürliches Abbeißen weicher Nahrung nicht möglich, Kaubewegungen nicht beobachtbar. *Kiefer-, Zahnstellungsanomalien.* Auffälliger *Stimmklang:* z. B. Heiserkeit u. a. bei häufigem Schreien, evtl. Phonationsknötchen, auffällige Phonationstonhöhe, offenes oder geschlossenes Näseln (Hyper- u./o. Hyponasalität). *Sprachproduktion nicht altersgemäß:* Keine 50 Wörter mit 24 Monaten, keine Zweiwort-Kombinationen. *Sprechapraxie:* Kompensatorische Mitbewegungen beim Sprechen und langsame diadochokinetische Bewegungen beim Sprechen, Auffallende Wortbetonung, Vokalinventar ist fehlerhaft, Laute können nicht imitiert werden, Einzellaute können häufig gebildet werden, diese werden jedoch nicht in Silben o. Wörtern eingesetzt, Wörter werden einmal produziert, danach jedoch nicht mehr beobachtbar, Ausspracheschwierigkeiten mit mehrsilbigen Wörtern. *Sprachverständnis* nicht altersgemäß: kein Zeigen auf Körperteile nach Befragen, kein Befolgen einfacher Aufforderungen (z. B. „Hol den Ball" oder „Zeig mir den Stuhl"). Testung erforderlich. *Hinweis auf Sprachverlust, soziale oder kognitive Regression:* Plötzliche Stagnation oder Verschlechterung der begonnenen sozialen u./o. kognitiven u./o. Sprachentwicklung (z. B. Rettsyndrom, Anfallsleiden, Zustand nach Schädel-Hirn-Trauma oder entzündliche Prozesse des ZNS).						**Wie U6:** Körperliche Untersuchung inkl. Gaumenpalpation ggf. mund-kiefer-gesichtschirurgische Untersuchung u./o. HNO-ärztliche Untersuchung u./o. phoniatrisch-pädaudiologischer Untersuchung u./o. neurologischer Organstatus ggf. Endoskopie ggf. auditive und elektroakustische Beurteilung des Stimmklangs ggf. EEG, Schlaf-EEG, Bildgebung, Labor ggf. genetische Untersuchung ggf. augenärztliche Untersuchung ggf. entwicklungsneurologische/ psychologische Untersuchung ggf. kinderpsychiatrische Untersuchung **spezifische Sprachdiagnostik U7:** Screeningbogen optional: ELFRA-2, ELAN, FRAKIS, SEB-2-KT ggf. fachspezifische Sprachdiagnostik: ➙ Tab. 10, 11

5 Aufschlüsselung der DD ➙ Kapitel 1, Tab. 4, 5 und 6.

57

Tab. 8.6: U7a 24. – 36. Lebensmonat

Alter	Wesentliche Symptome / Orientierungshilfe für Kasten 0 des Algorithmus	Differenzialdiagnose[5] Orientierungshilfe für Kasten 7 sowie Rauten 10, 12, 14, 16, 18, 20, 23					(weiterführende) Untersuchung
		(U)SES	Störg. motor. (Sprech-)Fkt.	Stimmstörungen	Redeflussstörung	AVWS	
	Besorgnis der Eltern und anderer Bezugspersonen Eltern und andere Bezugspersonen sind mit der (Sprach-)Entwicklung des Kindes nicht zufrieden. **Anamnestische u./o. Befund-Risiken** Frühgeburt, psychische u./o. soziale Belastung, weitere Kinder mit (Sprach-)Entwicklungsstörungen in Kernfamilie.						**Wie U6 bis U7:** Körperliche Untersuchung inkl. Gaumenpalpation ggf. mund-kiefer-gesichtschirurgische Untersuchung u./o. HNO-ärztliche Untersuchung u./o. phoniatrisch-pädaudiologischer Organstatus ggf. neurologischer Organstatus ggf. Endoskopie ggf. auditive und elektroakustische Beurteilung des Stimmklangs ggf. EEG, Schlaf-EEG, Bildgebung, Labor ggf. genetische Untersuchung ggf. augenärztliche Untersuchung ggf. entwicklungsneurologische/ psychologische Untersuchung ggf. kinderpsychiatrische Untersuchung
U7a 24. - 36. Lebensmonat	*LKG:* Fehlbildungen von Kopf und Hals, Gesichtsassymetrie (z. B. Spaltfehlbildung inkl. submuköse Gaumenspalten, ggf. bereits operiert, kraniofaziale Dysmorphien).						
	Nasale Nebengeräusche bei der Produktion von Frikativen (f, s, v, z) und Plosiven (p, t, k), Laute einer Lautklasse werden gar nicht gebildet, meist Rückverlagerung der vorderen Lautgruppen, glottaler Stopp.						
	Orofaziale Störungen/Dysphagien: Hypotonus im orofazialen Bereich, fehlender Mundschluss, falsche Zungenruhelage, kein physiologisches Schluckmuster, Hypersalivation beim Essen und in Ruhe, gleichmäßiges Abbeißen von harter Nahrung nicht möglich. *Kiefer- u./o. Zahnstellungsanomalien.*						
	Auffälliger *Stimmklang:* z. B. Heiserkeit u. a. bei häufigem Schreien, evt. Phonationsknötchen, auffällige Phonationstonhöhe, offenes oder geschlossenes Näseln (Hyper- u./o. Hyponasalität).						
	Stottern: Laut- und Silbenwiederholungen (*Co-Co-Cola*), Lautdehnungen (*mmmeine*), Einschieben von Lauten und Silben (*zen-dä-dä-traf*), Wortunterbrechungen (Pausen innerhalb eines Wortes; *Regen...tonne*), hörbare oder stumme Blockierungen. Störungen des Sprechtempos.						**Spezifische Sprachdiagnostik U7a:** Screeningbogen optional: SSV 3-5, SEB-3-KT ggf. fachspezifische Sprachdiagnostik: ☛ Tab. 10, 11 ggf. fachspezifische Diagnostik auf Redeflussstörung
	Wortersetzungen zur Umgehung gefürchteter Wörter (*Limo* statt *Cola*), häufig Begleitsymptomatik, z. B. Mitbewegungen der mimischen Muskulatur, des Kopfes, Veränderungen der Sprechweise (Flüstern, Singsang, Schreien), ggf. Vermeidungen von Sprechen und Sprechsituationen.						
	Sprachproduktion nicht altersgemäß: Kind wird von von seiner Umgebung nicht verstanden: Keine korrekte Satzbildung (z. B. Aussage- oder Frage-Sätze). Fehlende Verwendung von Verben, obligatorischen Artikeln, Funktionswörtern [*weiß*], Pronomen. Kein Erwerb der Verbzweitstellung mit drei Jahren, mehr Fehler bei steigender Wort-/Äußerungslänge. Keine kontinuierliche Wortschatzzunahme.						
	Wörter werden nicht zielsprachlich ausgesprochen (Ausnahmen: r und Frikative s, sch, ch). *Sprechapraxie:* Kompensatorische Mitbewegungen beim Sprechen, artikulatorische Suchbewegungen, Sprechanstrengung beobachtbar, prosodische Veränderungen, mehr Fehler bei wiederholter Produktion, Umwillkürliche Bewegungen fallen leichter als willkürliche, Wörter werden einmalig produziert, danach nicht mehr, rezeptive Leistungen sind viel besser als die expressive Modalität.						
	Sprachverständnis nicht altersgemäß (Testung erforderlich).						
	Hinweis auf Sprachverlust, soziale oder kognitive Regression: Plötzliche Stagnation oder Verschlechterung der begonnenen sozialen u./o. kognitiven u./o. Sprachentwicklung (z. B. Rettsyndrom, Anfallsleiden, Zustand nach Schädel-Hirn-Trauma oder entzündliche Prozesse des ZNS).						

5 Aufschlüsselung der DD ☛ Kapitel 1, Tab. 4, 5 und 6.

Tab. 8.7: U8 43. – 48. Lebensmonat

Wesentliche Symptome	Differenzial-diagnose[5]					(weiterführende) Untersuchung
Orientierungshilfe für Kasten 0 des Algorithmus	Orientierungshilfe für Kasten 7 sowie Rauten 10, 12, 14, 16, 18, 20, 23					
	SES(u)	Störg. motor. (Sprech-)Fkt.	Stimmstörungen	Redeflussstörung	AVWS	

Alter: 43.-48. Lebensmonat — U8

Besorgnis der Eltern und anderer Bezugspersonen
Eltern und andere Bezugspersonen sind mit der (Sprach-)Entwicklung des Kindes nicht zufrieden.
Anamnestische u./o. Befund-Risiken
Frühgeburt, psychische u./o. soziale Belastung, weitere Kinder mit (Sprach-)Entwicklungsstörungen in Kernfamilie.

LKG: Fehlbildungen von Kopf und Hals, Gesichtsasymmetrie (z. B. Spaltfehlbildung inkl. submuköse Gaumenspalten, ggf. bereits operiert, kraniofaziale Dysmorphien).
Nasale Nebengeräusche bei der Produktion von Frikativen (f, s, v, z) und Plosiven (p, t, k), Laute einer Lautklasse werden gar nicht gebildet, meist Rückverlagerung der vorderen Lautgruppen; glottaler Stopp.
Orofaziale Störungen/Dysphagien: Hypotonus im orofazialen Bereich, fehlender Mundschluss, falsche Zungenruhelage, kein physiologisches Schluckmuster, Hypersalivation beim Essen und im Ruhe, gleichmäßiges Abbeißen von harter Nahrung nicht möglich. *Kiefer- u./o. Zahnstellungsanomalien.*

Auffälliger *Stimmklang:* z. B. Heiserkeit u. a. bei häufigem Schreien, evt. Phonationsknötchen, auffällige Phonationstonhöhe, offenes oder geschlossenes Näseln (Hyper- u./o. Hyponasalität).

Stottern: Laut- und Silbenwiederholungen (Co-Co-Cola), Lautdehnungen (mmmeine). Einschieben von Lauten und Silben (zer-ää-ää-tra), Wortunterbrechungen (Pausen innerhalb eines Wortes; Regen...tonne), hörbare oder stumme Blockierungen, Störungen des Sprechtempos.
Wortersetzungen zur Umgehung gefürchteter Wörter (Limo statt Cola), häufig Begleitsymptomatik, z. B. Mitbewegungen der mimischen Muskulatur, des Kopfes, Veränderungen der Sprechweise (Flüstern, Singsang, Schreien), ggf. Vermeidungen von Sprechen und Sprechsituationen.
Poltern: Störungen des Sprechtempos (durchgehend zu hoch oder irregulär, schnelle Anteile), Reduktionen und Verschmelzungen von Lautfolgen und Wörtern. Dadurch häufig Unverständlichkeit.
Satz- und Wortabbrüche, insbes. bei Selbstkorrekturversuchen, Steckenbleiben mit Satzumbau; Auslassungen.

Aussprachefehler: spricht nicht fast alle Laute und Lautverbindungen korrekt (Ausnahmen dürfen noch sein: s, sch sowie diese in Lautverbindungen (z. B. schl, str).
Sprechapraxie: Kompensatorische Mitbewegungen beim Sprechen, artikulatorische Suchbewegungen, Sprechanstrengung, beobachtbar, prosodische Veränderungen, mehr Fehler bei steigender Wort-/Äußerungslänge.
Unwillkürliche Bewegungen fallen leichter als willkürliche, Wörter werden einmalig produziert, danach nicht mehr, rezeptive Leistungen sind viel besser als die expressive Modalität.
Sprachverständnis nicht altersgemäß (Testung erforderlich).
Hinweis auf Sprachverlust, soziale oder kognitive Regression: Plötzliche Stagnation oder Verschlechterung der begonnenen sozialen u./o. kognitiven u./o. Sprachentwicklung (z. B. Rettsyndrom, Anfallsleiden, Zustand nach Schädel-Hirn-Trauma oder entzündliche Prozesse des ZNS).

Wie U6 bis U7a:
Körperliche Untersuchung inkl. Gaumenpalpation
ggf. mund-kiefer-gesichtschirurgische Untersuchung
u./o. HNO-ärztliche Untersuchung
u./o. phoniatrisch-pädaudiologischer Organstatus
u./o. neurologischer Organstatus
ggf. Endoskopie
ggf. auditive und elektroakustische Beurteilung des Stimmklangs
ggf. EEG, Schlaf-EEG, Bildgebung, Labor
ggf. genetische Untersuchung
ggf. augenärztliche Untersuchung
ggf. entwicklungsneurologische/ psychologische Untersuchung
ggf. kinderpsychiatrische Untersuchung

Spezifische Sprachdiagnostik U8:
Screeningbogen optional: SSV 3-5, KiSS
ggf. fachspezifische Sprachdiagnostik ↳ Tab. 10, 11
ggf. fachspezifische Diagnostik auf Redeflussstörung

5 Aufschlüsselung der DD ↳ Kapitel 1, Tab. 4, 5 und 6.

59

Tab. 8.8: U9 60. – 64. Lebensmonat (5 Jahre)

Alter	Wesentliche Symptome Orientierungshilfe für Kasten 0 des Algorithmus	Differenzialdiagnose[5]					(weiterführende) Untersuchung Orientierungshilfe für Kasten 7 sowie Rauten 10, 12, 14, 16, 18, 20, 23
		(U)SES	Stör. motor. (Sprech-)Fkt.	Stimmstörungen	Redeflussstörung	AVWS	

Alter: 60. - 64. Lebensmonat (5 Jahre) — U 9

Wesentliche Symptome / Orientierungshilfe für Kasten 0 des Algorithmus

Besorgnis der Eltern und anderer Bezugspersonen
Eltern und andere Bezugspersonen sind mit der (Sprach-)Entwicklung des Kindes nicht zufrieden.
Anamnestische u./o. Befund-Risiken
Frühgeburt, psychische u./o. soziale Belastung, weitere Kinder mit (Sprach-)Entwicklungsstörungen in Kernfamilie.

LKG: Fehlbildungen von Kopf und Hals, Gesichtsasymmetrie (z. B. Spaltfehlbildung inkl. submuköse Gaumenspalten, ggf. bereits operiert, kraniofaziale Dysmorphien).
Nasale Nebengeräusche bei der Produktion von Frikativen (f, s, v, z) und Plosiven (p, t, k), Laute einer Lautklasse werden gar nicht gebildet, meist Rückverlagerung der vorderen Lautgruppen, glottaler Stopp.
Orofaziale Störungen/Dysphagien: Hypotonus im orofazialen Bereich, fehlender Mundschluss, falsche Zungenruhelage, kein physiologisches Schluckmuster, Hypersalivation beim Essen und in Ruhe, gleichmäßiges Abbeißen von harter Nahrung nicht möglich, differenziertes Anheben der Zungenspitze nicht möglich, Hypersalivation beim Essen und in Ruhe. Kiefer- u./o. Zahnstellungsanomalien.

Auffälliger Stimmklang: z. B. Heiserkeit u. a. bei häufigem Schreien, ungünstigen Singgewohnheiten oder organ. Stimmstörungen, offenes oder geschlossenes Näseln (Hyper- u./o. Hyponasalität).

Stottern: Laut- und Silbenwiederholungen *(mmmeine)*, Einschieben von Lauten und Silben *(zen-ää-ää-tral)*, Wortunterbrechungen (Pausen innerhalb eines Wortes; *Regen...tonne)*, hörbare oder stumme Blockierungen, Störungen des Sprechtempos.

Poltern: Störungen des Sprechtempos (durchgehend zu hoch oder irregulär, schnelle Anteile), Reduktionen und Verschmelzungen von Lautfolgen und Wörtern. Dadurch häufig Unverständlichkeit. Wortersetzungen zur Umgebung gefürchteter Wörter (*Limo* statt *Cola*), häufig Begleitsymptomatik, z. B. Mitbewegungen der mimischen Muskulatur, des Kopfes, Veränderungen der Sprechweise (Flüstern, Singsang, Schreien), ggf. Vermeidungen von Sprechen und Sprechsituationen
Satz- und Wortabbrüche, insbes. bei Selbstkorrekturversuchen, Steckenbleiben mit Satzumbau, Auslassungen.

Sprachproduktion nicht altersgemäß: Kind wird vor seiner Umgebung nicht oder nur schlecht verstanden:
Spricht keine grammatikalisch richtigen Sätze (wie *Ich sitze auf dem Baum und komme erst runter, wenn ich das will*) und bildet keine Nebensätze.
Eingeschränkter Wortschatz: Kann Geschichten, die ihm vorgelesen werden, nicht nacherzählen.
Phonologische Störung: Lautsystem noch nicht vollständig, spricht nicht alle Laute und Lautverbindungen korrekt.
Phonetische Störung: Fehlbildungen von Lauten vor allem bei den Zischlauten (Sigmatismus interdentalis/ addentalis/ lateralis oder Schetismus lateralis).

(weiterführende) Untersuchung / Orientierungshilfe für Kasten 7 sowie Rauten 10, 12, 14, 16, 18, 20, 23

Wie U6 bis U8:
Körperliche Untersuchung inkl. Gaumenpalpation
ggf. mund-kiefer-gesichtschirurgische Untersuchung
u./o. HNO-ärztliche Untersuchung
u./o. phoniatrisch-pädaudiologischer
u./o. neurologischer Organstatus
ggf. Endoskopie
ggf. auditive und elektroakustische Beurteilung des Stimmklangs
ggf. EEG, Schlaf-EEG, Bildgebung, Labor
ggf. genetische Untersuchung
ggf. augenärztliche Untersuchung
ggf. entwicklungsneurologische/
        psychologische Untersuchung
ggf. kinderpsychiatrische Untersuchung

Spezifische Sprachdiagnostik U9:
Screeningbogen optional: HASE, SSV 3-5
ggf. fachspezifische Sprachdiagnostik: ➜ Tab. 10, 11
ggf. fachspezifische Diagnostik auf Redeflussstörung
ggf. fachspezifische Untersuchung auf AVWS

---

5 Aufschlüsselung der DD ➜ Kapitel 1, Tab. 4, 5 und 6.

60

	(u)SES	Störg. motor. (Sprech-)Fkt.	Stimmstörungen	Redeflussstörung	AVWS
Sprechapraxie: Kompensatorische Mitbewegungen beim Sprechen, artikulatorische Suchbewegungen, Sprechanstrengung beobachtbar, prosodische Veränderungen, mehr Fehler bei steigender Wort-/Äußerungslänge, unwillkürliche Bewegungen fallen leichter als willkürliche, Wörter werden einmalig produziert, danach nicht mehr, rezeptive Leistungen sind viel besser als die expressive Modalität.					
Sprachverständnis nicht altersgemäß: kann zusammengesetzte Aufforderungen wie z. B. „Nimm das kleine Pferd und stelle es hinter das große Haus!" nicht richtig ausführen (Testung erforderlich).					
Kann Gegenstände nicht zuordnen, indem es z. B. Spielzeuge in unterschiedliche Kisten räumt (Autos, Trecker usw. in die Fahrzeugkiste) (Testung erforderlich).					
AVWS: Einschränkungen in Erkennung und Unterscheidung von Schallreizen, Richtungshören, Schallquellenlokalisation, binauraler Interaktion, z. B. bei Störgeräuschunterdrückung, Sprachverstehen in Störschall, z. B. in alltäglichen Gruppensituationen, Verstehen gesprochener Instruktionen, Verstehen veränderter Sprachsignale, u. a. zeitkomprimierter oder unvollständiger Sprache, z. B. bei Störgeräuschen, Unterscheidung, Identifizierung, Synthese und Analyse von Sprachlauten.					
Hinweis auf Sprachverlust, soziale oder kognitive Regression: Plötzliche Stagnation oder Verschlechterung der begonnenen sozialen u./o. kognitiven u./o. Sprachentwicklung (z. B. Rettsyndrom, Anfallsleiden, Zustand nach Schädel-Hirn-Trauma oder entzündliche Prozesse des ZNS).					

Tab. 9: Verdacht auf Hörstörung
Orientierungshilfe für Kasten 1 und Raute 2 des Algorithmus

Besorgnis der Eltern:		
Besorgnis anderer Bezugspersonen:		
Lebensalter	Wesentliche Symptome (erfragt / erhoben)	Untersuchung
U1 1. Lebenstag	**Erhobene Befunde:** Ohr- und weitere kraniofaziale Fehlbildungen **Erfragte Befunde:** Familiäre Hörstörungen; Risikofaktoren für neonatale Hörstörungen, z. B. Infektionen in der Schwangerschaft (CMV, Röteln, Toxoplasmose)	
U2 3.–10. Lebenstag	**Erhobene Befunde:** Ohr- und weitere kraniofaziale Fehlbildungen Neugeborenen-Hörscreening auffällig	Neugeborenenhörscreening mit ATEOAE[7] oder AABR[7] ggf. Kontroll-AABR Bei auffälligem Befund: → Pädaudiologische Diagnostik[8] mit Ohrmikroskopie, Tympanometrie, TEOAE, DPOAE, FAEP mit Clickreiz, und frequenzspezifischen akustisch evozierten Potenzialen und altersspezifisch ggf. Reflexaudiometrie
U3 4.–5. Lebenswoche	**Erfragte Befunde:** Fehlende reflektorische Reaktion auf laute, plötzliche Geräusche bei Schallpegeln ab 40-80 dB HL: Zusammenschrecken, Augenzwinkern, langsame Augenöffnung oder Pupillenweitung, Moro-Reflex	Kontrolle, ob Hörscreening stattgefunden hat; wenn nicht (oder bei anamnestischem Verdacht auf Hörstörung) → Hörscreening mit ATEOAE und AABR ggf. Kontroll-AABR nach auffälligem Neugeborenenhörscreening Bei auffälligem Befund: → Pädaudiologische Diagnostik[8] und altersspezifisch ggf. Reflexaudiometrie
Bis 12. Lebenswoche		Pädaudiologische Diagnostik[8] bei auffälliger Kontroll-AABR, nicht gebunden an einen U-Zeitpunkt
U4 3.–4. Lebensmonat	**Erfragte Befunde:** Hörreaktionen fehlen oder sind vermindert (z. B. Augenzwinkern auf Schallreiz hin und Suche nach Schallquellen wie Stimme der Mutter/Musik mit den Augen, erste Kopfbewegung als Reaktion auf Schall und Kopfwendung zur Schallquelle, Erkennen der Stimmen der Eltern und Sich-Beruhigen-Lassen durch diese oder anderen Schall wie Musik bzw. Innehalten in Bewegungen oder beim Schreien/Weinen, Lauschen, Erwachen bei lauten Geräuschen)	Wie U3 Pädaudiologische Diagnostik[8]: altersspezifisch ggf. Reaktionsschwellenaudiometrie mit Prüfung der Lokalisation
U5 6.–7. Lebensmonat	**Erfragte Befunde:** Hörreaktionen auf leise u./o. laute Schallreize fehlen oder sind vermindert (z. B. Lauschen, Blick- oder Kopfwendung zur Seite des Schallreizes, erste Lokalisationen von hinten bzw. seitlich tiefer oder seitlich oben gelegenen Schallquellen, Reaktion auf Klingel, Telefon, Ansprache, Zuruf der Eltern, Nennung des eigenen Namens, Sich-Beruhigen-Lassen durch Stimme der Eltern) Auffällige präverbale Entwicklung, z. B. fehlender Versuch, gleichzeitig zu babbeln, wenn Eltern reden, fehlende Aufmerksamkeit für Gesprochenes und keine Entwicklung eines Verständnisses seiner Bedeutung, Abnahme des Babbelns bzw. Ausbleiben des reduplizierenden Babbelns oder Verstummen bei schweren Hörstörungen, evtl. lautlose Kommunikation und Imitation von Mundbewegungen; → auch Tab. 8.	Wie U3 Pädaudiologische Diagnostik[8]: altersspezifisch ggf. visuelle Verstärkungsaudiometrie oder Reaktionsschwellenaudiometrie mit Prüfung d. Lokalisation

Untersuchung	Erfragte / Erhobene Befunde	
U6 10.–12. Lebensmonat	**Erfragte Befunde:** Hörreaktionen auf leise u./o. laute Schallreize fehlen (z. B. Lauschen, Reaktion auf Musik oder (An-)Sprache, Blick- und Kopfwendung zur Schallquelle, direkte Lokalisation von Schallreizen in und unterhalb der Horizontalebene) Auffällige präverbale Entwicklung, insbes. kein Imitieren und Wiederholen von Klängen, Geräuschen, Silben und einfachen Wörtern), ab 12. Lebensmonat: fehlendes Lauschen auf Gespräche von Erwachsenen bzw. Geben oder Bringen von Gegenständen auf Aufforderung, evtl. sprachfreie Kommunikation und lautlose Imitation von Mundbewegungen: → auch Tab. 8.	**Gezielte anamnestische Fragen zur Hörfähigkeit des Kindes** → ggf. pädaudiologische Diagnostik[8] und altersspezifisch ggf. visuelle Verstärkungsaudiometrie oder Reaktionsschwellenaudiometrie mit Prüfung der Lokalisation
U7 21.–24. Lebensmonat	**Erfragte Befunde:** Hörreaktionen auf leise u./o. laute Schallreize fehlen (z. B. Blick- und Kopfwendung, Schallquellenlokalisation) Auffällige Sprachentwicklung, insbes. reduziertes Sprachverstehen: → auch Tab. 8.	Wie U6 → ggf. pädaudiologische Diagnostik[8] und altersspezifisch ggf. visuelle Verstärkungsaudiometrie oder Reaktionsschwellenaudiometrie mit Prüfung der Lokalisation
U7a 34.–36. Lebensmonat	**Erfragte Befunde:** Hörreaktionen auf leise u./o. laute Schallreize fehlen (z. B. Blick- und Kopfwendung zur Schallquelle, direkte Schallquellenlokalisation in allen Richtungen) Auffällige Sprachentwicklung, insbes. reduziertes Sprachverstehen: → auch Tab. 8.	Wie U6 → ggf. pädaudiologische Diagnostik[8] und altersspezifisch ggf. visuelle Verstärkungsaudiometrie oder konditionierte Spielaudiometrie
U8 43.–48. Lebensmonat	**Erfragte Befunde:** Hörreaktionen auf leise u./o. laute Schallreize fehlen (z. B. Blick- und Kopfwendung zur Schallquelle, Schallquellenlokalisation) Auffällige Sprachentwicklung, insbes. reduziertes Sprachverstehen: → auch Tab. 8. **Erhobene Befunde:** Beeinträchtigtes Hörvermögen re./li. bei optional durchgeführter Screeningaudiometrie.	Wie U6 → ggf. pädaudiologische Diagnostik[8] und altersspezifisch ggf. konditionierte Spielaudiometrie, Sprachaudiometrie, getrenntohrige Tonschwellenaudiometrie über Kopfhörer
U9 60.–64. Lebensmonat (5 Jahre)	**Erfragte Befunde:** Hörreaktionen auf leise oder laute Schallreize fehlen (z. B. Blick- und Kopfwendung zur Schallquelle, Schallquellenlokalisation) Auffällige Sprachentwicklung: → Tab. 8. **Erhobene Befunde:** Beeinträchtigtes Hörvermögen re./li. bei Screeningaudiometrie.	**Orientierende Screening-Tonaudiometrie und gezielte anamnestische Fragen zur Hörfähigkeit des Kindes** → ggf. pädaudiologische Diagnostik[8] und altersspezifisch ggf. getrenntohrige Tonschwellenaudiometrie über Kopfhörer mit Vertäubung; Sprachaudiometrie in Ruhe und im Störgeräusch und ggf. Tests der auditiven Verarbeitung und Wahrnehmung

re = rechts   TEOAE = Transitorisch Evozierte Akustische Emissionen   DPOAE = Distorsiv Produzierte Otoakustische Emissionen
li = links   ABR = Auditory Brainstem Response   FAEP = Frühe Akustische Evozierte Potentiale

7 automated (automatisiert ausgewertet); ATEOAE: Screening-TEOAE, AABR: Screening-ABR (entspricht Weiterbildungskatalog der Kinderärzte).
8 pädaudiologische Diagnostik mit Ohrmikroskopie, Tympanometrie, TEOAE, DPOAE, FAEP mit Clickreiz und frequenzspezifischen akustisch evozierten Potenzialen, gilt für jede Altersklasse; durchzuführen durch FÄ für Phoniatrie und Pädaudiologie bzw. Sprach-, Stimm- und kindliche Hörstörungen oder pädaudiologisch qualifizierte HNO-Ärzte.

2.4 Tests und Untersuchungsinstrumente zur Sprachentwicklung

Tab. 10 und 11 enthalten Untersuchungsinstrumente (nach Altersgruppen und Fragestellung geordnet), die zur Überprüfung von Sprachverständnis und Sprachproduktion geeignet sind. Für Untersuchungsinstrumente zur Erfassung kognitiver Leistungen verweisen wir auf die entsprechende Leitlinie: *AWMF-Reg.Nr. 028/015 Intelligenzminderung und grenzwertige Intelligenz, S1-LL, DGKJP, gültig bis: 11/2011* (erneutes Anmeldeverfahren noch nicht abgeschlossen).

Die genannten **Untersuchungsinstrumente** lassen sich einteilen in

- Screenings und Fragebögen zur Prognose von Risiken für eine Normabweichung und Entscheidung über die weitere Kontrollbedürftigkeit
- Allgemeine Sprachprüfverfahren und Sprachentwicklungstests zur Entscheidung über eine Normabweichung
- Tests und informelle Untersuchungsinstrumente zur Ermittlung von Störungsschwerpunkten, Fähigkeits-/Leistungsprofilen sowie zur Verlaufskontrolle und Evaluation der Therapie.

Das Institut für Qualität und Wirtschaftlichkeit im Gesundheitswesen (IQWiG) stellt in seinem Abschlussbericht zur „Früherkennung auf Entwicklungsstörung des Sprechens und der Sprache" (17.6.2009) fest, dass derzeit keine Aussagen auf Evidenzbasis über die Eignung deutschsprachiger Untersuchungsverfahren als *flächendeckendes Screening* zur Identifikation von USES möglich sind, da keines der heute in der Diagnosepraxis eingesetzten Instrumente Kinder bis zum Alter von sechs Jahren mit einer USES hinreichend sicher herausfiltern kann.

Hierzu muss angemerkt werden, dass die Unterscheidung zwischen USES und SES mit Komorbidität(en) nicht Gegenstand eines Screenings, sondern nur einer dezidierten Diagnostik sein kann. Mit einem Screening können nur Sprachauffälligkeiten, bestenfalls eine SES erfasst werden. Insofern war die Auftragstellung des G-BA an das IQWiG ungeeignet. Die Frage, ob es in Deutschland geeignete Instrumente zur Auffindung von SES gibt, wurde nicht untersucht. Auch die Eignung von Untersuchungsverfahren zur genauen Beschreibung der Symptomatik und der Störungsschwerpunkte über die Feststellung der Störung hinaus war nicht Gegenstand der IQWiG-Analyse.

Unter dieser Prämisse wurden hier zeitnah entwickelte bzw. publizierte Untersuchungsinstrumente von hinreichender Qualität für die Überprüfung von Sprachverständnis und -produktion auf der Basis eines Expertenkonsens' zusammengestellt.

Eine alphabetische Auflistung der Untersuchungsinstrumente mit methodischer Einordnung findet sich in **Tab. 12**. Berücksichtigt wurden überwiegend Untersuchungsinstrumente,

- deren statistische Kennwerte noch ausreichend aktuell erscheinen, d. h. die Publikation erfolgte nicht früher als 2004 (☞ Kennzeichnung in Tab. 12 Verzeichnis der diagnostischen Verfahren: TEST^{aktuell}).
- die im Abschlussbericht des IQWIG (2009) und in einem Nachfolgebericht (2011) einer Prüfung unterzogen wurden (☞ Kennzeichnung in Tab. 10 und 11 mit *, in Tab. 12 Verzeichnis der diagnostischen Verfahren: IQWiG*).

Berücksichtigt wurden auch einzelne Untersuchungsinstrumente, die zwar das Aktualitätskriterium aufgrund fehlender Neuauflage (Veröffentlichung liegt vor dem Jahr 2004) nicht erfüllen,

- die aber aufgrund ihrer Testgüte, als grundlegende Untersuchungsverfahren und in Ermangelung aktualisierter Instrumente in den entsprechenden sprachlichen Bereichen weiterhin Inhalte von Studium/Aus- und Weiterbildung in Medizin/Psychologie/Logopädie/Sprachtherapie (Ausbildungscurricula) sind (☞ Kennzeichnung in Tab. 12 Verzeichnis der diagnostischen Verfahren: TEST^{alt}).

Berücksichtigt wurden auch einzelne informelle Untersuchungsinstrumente, die den o. g. Kriterien nicht genügen,

- die aber in Ermangelung valider, reliabler und normierter Instrumente für die entsprechende Fragestellung in der Praxis zum Einsatz kommen (z. B. Mundmotorik, Aussprache, sprachliche Leistungen im Jugendalter/Nennung bei einer Befragung von über 300 Sprachtherapeuten; de Langen-Müller et al. in Vorber.) (☞ Kennzeichnung in Tab. 12 Verzeichnis der diagnostischen Verfahren: INFOR^{Lücke}).

Tab. 10: **Allgemeine Sprachentwicklungsdiagnostika zur Feststellung von Risiken für eine Störung von Sprachverständnis und/oder Sprachproduktion bzw. Prüfung der altersgemäßen Entwicklung** (Instrumente mit * wurden im Abschlussbericht des IQWiG (2009) und in einem Nachfolgebericht (2011) einer Prüfung unterzogen)

Zweck	Methode	Verfahren nach Altersbereich			
		Bis 12. Monat	12. – 24. Monat	25. – 36. Monat	3 – 5 Jahre (J.)
Risikofeststellung	Screenings, Elternfragebögen	ELFRA 1* (1 J.)	ELFRA 2* (2 J.) ELAN* (1;4-2;2 J.) FRAKIS (2 J.) SBE-2-KT* (1;9-2;0 J.)	ELAN* (1;4-2;2 J.) SBE-3-KT (2;8- 3;4 J.)	SSV* (3-5 J.) KISS* (4-4;5 J.) LSV* (4-6 J.) BISC (5 J.) HASE (4;6-6 J.)
Feststellung einer Normabweichung	Allgemeine Sprachprüfverfahren und Sprachentwicklungstests			SETK-2 (2-2;11 J.) PDSS (2-6;11 J.)	SETK 3-5 PDSS (2-6;11 J.) ETS 4-8 P-ITPA (4-11 J.) BUEVA* (4-5 J.)

Tab. 11: Sprachentwicklungsdiagnostika zur Bestimmung spezifischer sprachlicher Leistungen

(Instrumente mit * wurden im Abschlussbericht des IQWiG (2009) und in einem Nachfolgebericht (2011) einer Prüfung unterzogen)

Diagnostikbereiche/ Leistungen	Fähig- und Fertigkeiten	Verfahren nach Altersbereich		
		Bis 12. Monat	12. – 24. Monat	25. – 36. Mon.
Basis- bzw. Vorläuferfunktionen	Verbales/Phonologisches Arbeits- bzw. Kurzzeitgedächtnis			
	Mundmotorik			Diverse informelle Prüfbögen (z. B. nach Garliner/Giel & Tillmanns-Karus, Kittel)
Sprachliche Leistungen	Phonologische Bewusstheit			
Phonetik/ Phonologie	Aussprache			AVAK (4-7 J.) PLAKKS (ab 2,6 J.) PDSS (2-6;11 J.)
	Lautdiskrimination			PDSS (2-6;11 J.)
Grammatik	Morphologische Strukturen			
	Verstehen			PDSS (2-6;11 J.)
	Produktion		FRAKIS (18-30 Mon.)	PDSS (2-6;11 J.)
	Syntaktische Strukturen			
	Verstehen			TSVK (2-8 J.) PDSS (2-6;11 J.)
	Produktion		ELFRA 2* (2 J.) FRAKIS (18-30 Mon.)	PDSS (2-6;11 J.)

Tab. 11: Sprachentwicklungsdiagnostika zur Bestimmung spezifischer sprachlicher Leistungen (Instrumente mit * wurden im Abschlussbericht des IQWiG (2009) und in einem Nachfolgebericht (2011) einer Prüfung unterzogen)

Diagnostikbereiche/ Leistungen	Fähig- und Fertigkeiten	Verfahren nach Altersbereich			
		Bis 12. Monat	12. – 24. Monat	25. – 36. Mon.	
Semantik und Lexikon	Semantik	ELFRA 1*		PDSS (2-6;11 J.)	
	Wortschatz				
	Verstehen (passiv)	ELFRA 1*		PDSS (2-6;11 J.)	
	Produktion (aktiv)	ELFRA 1*	ELFRA 2* ELAN* (16-26 Mon.) FRAKIS (18-30 Mon.)	PDSS (2-6;11 J.)	
Pragmatik und Kommunikation	Verstehen				
	Produktion				
bei Mehrsprachigkeit[9]				SBE-2-KT[10] nicht normierte Übertragung in >20 Sprachen	

9 Aktuell gibt es keine Untersuchungsverfahren, die ausschließlich für mehrsprachige Kinder (mit Deutsch als weiterer Sprache) mit einer Sprachentwicklungsstörung geeicht sind (Vorhandensein von: Standardnormen bzw. Prozentrangnormen). Das Kindersprachscreening KiSS.2 (Neumann et al. 2011a) und die Linguistische Sprachstandserhebung – Deutsch als Zweitsprache LiSe-DaZ (Schulz & Tracy 2011) sind für Kinder mit nicht-deutscher Muttersprache bzw. mehrsprachige Kinder ohne Sprachentwicklungsstörung validiert und normiert. Dadurch ist zumindest eine standardisierte Erfassung des Status' in der Zweitsprache möglich.

10 Die Übertragung des SBE-2-KT in verschiedene Sprachen ist als Erweiterung des Repertoires von Elternfragebögen hilfreich. Allerdings ist die Vorgehensweise, deutsche Wortlisten zu übersetzen und ohne Normierung für die Zielgruppe einzusetzen, problematisch, da der von Kindern bevorzugte frühe Wortschatz in den einzelnen Sprachen in Abhängigkeit vom sozio-/geografischen Lebensumfeld variieren kann. Nicht gesichert ist die kulturelle Variation im frühen Wortschatz. Wichtig erscheint es, sprachbiografische Daten für mehrsprachige Kinder zum Erwerb der Erstsprache(n), das Alter bei Erwerbsbeginn der deutschen Sprache sowie die Kontaktdauer zu ihr zum Zeitpunkt der Untersuchung zu erheben. Die Sprachkenntnisse im Deutschen, die in der U7a, U8 und U9 von Kinderärzten erhoben werden, sind ohne diese Zusatzinformationen nicht analysierbar und interpretierbar (Rothweiler 2007; Schulz et al. 2009). Eine Übersetzung eines Anamnesebogens, in dem z. B. der Sprechbeginn von ersten Wörtern und Mehrwortäußerungen erfragt wird, findet sich in Chilla et al. (2010). Anamnesebögen in zehn Sprachen, die auch Aspekte der Sprach(en)verwendung erfassen, finden sich in Jedik (2003).

Tab. 12: **Verzeichnis der diagnostischen Verfahren**

Bezeichnung	Quelle	Auswahlkriterium			
		TEST[aktuell]	IQWiG*	TEST[alt]	INFOR[Lücke]
AVAK	Hacker, D. & Wilgermein, H. (2001). *AVAK-Test mit CD-ROM Analyseverfahren zu Aussprachestörungen bei Kindern* (2. Aufl., CD-ROM von 2006). München: Reinhardt.				+
AWMA	Alloway, T. P. (2007). *Automated Working Memory Assessment (AWMA)*. Pearson. Verfügbar unter: www.psychcorp.co.uk/product.aspx?n=1343&s=1492&cat=1356&skey=3909 [25.03.2009].	+			
AWST-R	Kiese-Himmel, C. (2005). Aktiver Wortschatztest für 3- bis 5-jährige Kinder – Revision. Göttingen: Beltz.	+	+		
BISC	Jansen, H., Mannhaupt, G., Marx, H. & Skowronek, H. (2002). *Bielefelder Screening zur Früherkennung von Lese-Rechtschreibschwierigkeiten* (2., überarb. Aufl., überarb. Neuauflage in Aussicht). Göttingen: Hogrefe.			+	
BUEVA	Esser, G. & Wyschkon, A. (2002). BUEVA – Basisdiagnostik umschriebener Entwicklungsstörungen im Vorschulalter. Göttingen: Hogrefe.		+		
Das Pragmatische Profil	Dohmen, A. (2009): Das Pragmatische Profil – Analyse kommunikativer Fähigkeiten von Kindern. München: Elsevier.				+ (Interview)
ELAN	Bockmann, A.-K. & Kiese-Himmel, C. (2006). ELAN – *Eltern Antworten*. Göttingen: Beltz (Revision im Druck 2012).	+	+		
ELFRA	Grimm, H. & Doil, H. (2006) ELFRA – *Elternfragebögen für die Früherkennung von Risikokindern* (2., überarb. Aufl.). Göttingen: Hogrefe.	+	+		
ESGRAF-R	Motsch, H.-J. (2008). ESGRAF-R Testmanual: *Evozierte Sprachdiagnose grammatischer Fähigkeiten* (2., verb. Aufl.). München: Reinhardt.	+			
ESGRAF-MK	Motsch H.-J. (2011). Evozierte Diagnostik grammatischer Fähigkeiten für mehrsprachige Kinder. Göttingen: Hogrefe.	+			
ETS 4-8	Angermaier, M. (2007). *Entwicklungstest Sprache 4 bis 8 Jahre (ETS 4-8)*. Frankfurt: Pearson.	+			

Bezeichnung	Quelle	Auswahlkriterium			
		TEST^{aktuell}	IQWiG*	TEST^{alt}	INFOR^{Lücke}
FRAKIS	Szagun, G., Stumper, B. & Schramm, S. A. (2007). Fragebogen zur frühkindlichen Sprachentwicklung und FRAKIS-K (Kurzform). Frankfurt: Pearson.	+	+		
HASE	Schöler, H. & Brunner, M. (2008). *HASE – Heidelberger Auditives Screening in der Einschulungsdiagnostik* (2., überarb. u. erw. Aufl.). Wertingen: Westra.	+			
KISS.2	Euler, H. A., Holler-Zittlau, I., van Minnen, S., Sick, U., Dux, W., Zaretsky, Y. & Neumann, K. (2010). Psychometrische Gütekriterien eines Kurztests zur Erfassung des Sprachstandes vierjähriger Kinder. *HNO, 58,* 1116-1123. Neumann, K., Holler-Zittlau, I. & Euler, H.A. (2011a) *Kinder-Sprach-Screening "KiSS".* Verfügbar unter: www.sozialministerium.hessen.de/irj/ HSM_Internet?cid=70cc3aa8b7453bb0b71f6941a7c4b532 [27.05.2011]. Neumann, K., Holler-Zittlau, I., van Minnen, S., Sick, U., Zaretsky, Y. & Euler, H. A. (2011b) Katzengoldstandards in der Sprachstandserfassung. Sensitivität-Spezifität des Kindersprachscreenings (KiSS). *HNO, 59, 97-109.*	+	+		
LiSe-DaZ	Schulz, P. & Tracy, R. (2011). *Linguistische Sprachstandserhebung – Deutsch als Zweitsprache.* Göttingen: Hogrefe (bisher nur für sprachunauffällige Kinder normiert).	(+)	+		
LSV	Götte, R. (1976). Landauer Sprachentwicklungstest für Vorschulkinder LSV. Weinheim: Beltz.		+		
LTB-J	Barwitzki, K., Hofbauer, C., Huber, M. & Wagner, L. (2008). LTB-J – Leipziger Testbatterie zur Messung des formal-sprachlichen Entwicklungsstandes bei Jugendlichen. Leipzig: BBW.				+
Mottier	Kiese-Himmel, C. & Risse, T. (2009). Normen für den Mottier-Test bei 4- bis 6-jährigen Kindern. *HNO, 57,* 943-948. Risse, T. & Himmel, C. (2009). Der Mottier-Test. Teststatistische Überprüfung an 4- bis 6-jährigen Kindern. *HNO, 57,* 523-528.	+	+		
MSVK	Elben, C. E. & Lohaus, A. (2000). *Marburger Sprachverständnistest für Kinder MSVK.* Göttingen: Hogrefe.		+		

Bezeichnung	Quelle	Auswahlkriterium			
		TEST[aktuell]	IQWiG*	TEST[alt]	INFOR[Lücke]
MÜSC	Mannhaupt, G. (2006). Das Münsteraner Screening zur Früherkennung von Lese- und Rechtschreibschwierigkeiten (MÜSC). Berlin: Cornelsen.	+			
PDSS	Kauschke, C. & Siegmüller, J. (2009). *Patholinguistische Diagnostik bei Sprachentwicklungsstörungen* (2. Aufl.). Heidelberg: Elsevier.	+			
P-ITPA	Esser, G., Wyschkon, A., Ballaschk, K. & Hänsch, S. (2010). *P-ITPA. Potsdam-Illinois Test für Psycholinguistische Fähigkeiten.* Göttingen: Hogrefe.	+			
PLAKSS	Fox, A. (2009b). *PLAKSS Psycholinguistische Analyse kindlicher Sprechstörungen* (3. korr. Aufl.). Frankfurt: Harcourt-Test Services.				+
PPVT	Dunn, L. M., Dunn, L. M. (dt. Bearb. von S. Bulheller und H. O. Häcker). (2004). *Peabody Picture Vocabulary Test (PPVT)*. Frankfurt: Pearson.	+			
Prüfbögen zur Mundmotorik	Garliner, D. (1989). Myofunktionelle Therapie in der Praxis – Gestörtes Schluckverhalten, gestörte Gesichtsmuskulatur und die Folgen – Diagnose, Planung und Durchführung der Behandlung. Thieme: Stuttgart. Giel, B. & Tillmanns-Karus, M. (2004). Kölner Diagnostikbogen für Myofunktionelle Störungen (KDMS). Köln: Prolog. Kittel, A. M . (2009) *Myofunktionelle Therapie.* Idstein: Schulz-Kirchner (9. überarb. Aufl.).				
SBE-2-KT	Suchodoletz v. W. & Sachse, S. (2009). *Sprachbeurteilung durch Eltern, Kurztest für die U7* (SBE-2-KT). http://www.kjp.med.uni-muenchen.de/download/SBE-2-KT.pdf oder: v. Suchodoletz (2012)	+	+		
SBE-2-KT	Nicht-normierte Übertragung in mehr als 20 Sprachen. http://www.kjp.med.uni-muenchen.de/download/SBE-2-KT.pdf http://www.kjp.med.uni-muenchen.de/sprachstoerungen/sprachentwicklung.php				+
SBE-3-KT	Suchodoletz v. W., Kademann, S. & Tippelt, S. (2009). *Sprachbeurteilung durch Eltern, Kurztest für die U7a* (SBE-3-KT). http://www.kjp.med.uni-muenchen.de/download/SBE-3-KT.pdf oder: v. Suchodoletz (2012)	+	+		

Bezeichnung	Quelle	Auswahlkriterium			
		TEST^aktuell	IQWiG*	TEST^alt	INFOR^Lücke
SET 5-10	Petermann, F., Metz, D. & Fröhlich, L. P. (2010). SES 5-10. Sprachstandserhebungstest für Kinder im Alter zwischen 5 und 10 Jahren. Göttingen: Hogrefe.	+			
SETK-2	Grimm, H., Aktas, M. & Frevert, S. (2000, überarb. Neuauflage in Vorbereitung). *Sprachentwicklungstest für zweijährige Kinder SETK-2.* Göttingen: Hogrefe.			+	
SETK 3-5	Grimm, H., Aktas, M. & Frevert, S. (2010). *Sprachentwicklungstest für drei- bis fünfjährige Kinder SETK 3-5.* (2., überarb. Aufl.). Göttingen: Hogrefe.	+			
SSV	Grimm, H., Aktas, M. & Kießig, U. (2003). Sprachscreening für das Vorschulalter SSV. Kurzform des SETK 3-5. Göttingen: Hogrefe.		+		
Teddy-Test	Friedrich, G. (1998). *Teddy-Test.* Göttingen: Hogrefe.		+		
TPB	Fricke, S. & Schäfer, B. (2008). Test phonologischer Bewusstheitsfähigkeiten. Idstein: Schulz-Kirchner.	+			
TROG-D	Fox, A. V. (2008). TROG-D – Test zur Überprüfung des Grammatik-Verständnisses (3. Aufl.). Idstein: Schulz-Kirchner.	+			
TSVK	Siegmüller, J., Kauschke, C., van Minnen, S. & Bittner, D. (2010). Test des Satzverständnisses bei Kindern. Eine profilorientierte Diagnostik der Syntax. Heidelberg: Elsevier.	+			
WWT 6-10	Glück, C.-W. (2007). WWT 6-10. Wortschatz- und Wortfindungstest für 6- bis 10-Jährige. München: Urban & Schwarzenberg.	+			

Literatur

Literatur zu Kapitel 1: Tab. 1 Ablauf der normalen Sprachentwicklung im Deutschen (nummeriert)

1. Grimm, H. (2003). Störungen der Sprachentwicklung. Grundlagen – Ursachen – Diagnosen – Intervention – Prävention. Göttingen: Hogrefe.
2. Hennon, E., Hirsh-Pasek, K. & Michnick-Golinkoff, R. (2000). Die besondere Reise vom Fötus zum spracherwerbenden Kind. In H. Grimm (Hrsg.), Sprachentwicklung. Enzyklopädie der Psychologie. Themenbereich C, Serie III, Bd. 3 (S. 41-103). Göttingen: Hogrefe.
3. Höhle, B. (2004). Sprachwahrnehmung und Spracherwerb im ersten Lebensjahr. Sprache - Stimme - Gehör, 28, 2-7.
4. Jusczyk, P. W. & Aslin, R. N. (1995). Infants' detection of the sound patterns of words in fluent speech. Cognitive Psychology, 19, 1-23.
5. Höhle, B. (2005). Der Einstieg in die Grammatik: Spracherwerb während des ersten Lebenjahres. Forum Logopädie, 6, 16-21.
6. Wermke, K. (2008). Melodie und Rhytmus in Babylauten und ihr potenzieller Wert zur Frühindikation von Sprachentwicklungsstörungen. L.O.G.O.S. Interdiziplinär, 3, 190-195.
7. Papoušek, M. (2008). Vom ersten Schrei zum ersten Wort. Anfänge der Sprachentwicklung in der vorsprachlichen Kommunikation. Bd. 5, Nachdruck. Bern: Huber.
8. Papoušek, M. & Papoušek, H. (1989). Stimmliche Kommunikation im frühen Säuglingsalter als Wegbereiter der Sprachentwicklung. In H. Keller (Hrsg.), Handbuch der Kleinkindforschung (S. 466-489). Bern: Huber.
9. Gerken, L. (1994). Child Phonology. In M. A. Gernsbacher (Ed.), Handbook of Psychology (pp. 781-820). San Diego, New York: Academic Press.
10. Oller, K. D., Eilers, R. E., Neal, A. R. & Schwartz, H. K. (1999). Precursors to speech in infancy: The prediction of speech and language disorders. Journal of Communication Disorders, 32, 223-247.
11. Penner, Z. (2000). Phonologische Entwicklung. Eine Übersicht. In H. Grimm (Hrsg.), Sprachentwicklung. Enzyklopädie der Psychologie. Themenbereich C, Serie III, Bd. 3 (S. 105-139). Göttingen: Hogrefe.
12. Largo, R. H., Molinari, L., Comenale, P. L., Weber, M. & Duc, G. (1986). Language development of term and preterm children during the first five years of life. Developmental Medicine of Child Neurology, 28, 333-350.

13. Mania, H. (2000). Individuelle Verläufe der Sprachentwicklung beim Säugling und Kleinkind. Inaugural-Dissertation der Medizinischen Fakultät der Eberhard-Karls-Universität Tübingen.

14. Elsen, H. (1999). Auswirkungen des Lautsystems auf den Erwerb des Lexikons. Eine funktionalistisch-kognitive Perspektive. In J. Meibauer & M. Rothweiler (Hrsg.), Das Lexikon im Spracherwerb (S. 88-105). Tübingen: Francke UTB.

15. Fox, A. V. (2006). Kindliche Aussprachestörungen. Phonologischer Erwerb – Differenzialdiagnostik – Therapie. Idstein: Schulz-Kirchner Verlag.

16. Schäfer, B. & Fox, A. V. (2006). Der Erwerb konsequenter Wortproduktion deutschsprachiger Zweijähriger. Sprache - Stimme - Gehör, 30, 186-192.

17. Fox, A. V. & Dodd, B. J. (1999). Der Erwerb des phonologischen Systems in der deutschen Sprache. Sprache - Stimme - Gehör, 23, 183-191.

18. Fricke, S., Stackhouse, J. & Wells, B. (2007). Phonologische Bewusstheitsfähigkeiten deutschsprachiger Vorschulkinder – eine Pilotstudie. Forum Logopädie, 3, 14-19.

19. Schnitzler, C. (2008). Phonologische Bewusstheit und Schriftspracherwerb. Stuttgart, New York: Thieme.

20. Stackhouse, J., Wells, B., Pascoe, M. & Rees, R. (2002). Von der phonologischen Therapie zur phonologischen Bewusstheit. Sprache - Stimme - Gehör, 26, 157-165.

21. Bates, E., Marchman, V., Thal, D., Fenson, L., Dale, P., Reznick, J. S., Reilly, J. & Hartung, J. (1994). Developmental and stylistic variation in the composition of early vocabulary. Journal of Child Language, 21, 85-121.

22. Bates, E., Dale, P. & Thal, D. (1995). Individual differences and their implications for theories of language development. In P. Fletcher & B. MacWhinney (Eds.), The Handbook of Child Language (pp. 96-152). Oxford: Basil Blackwell.

23. Barrett, M. (1995). Early lexical development. In P. Fletcher & B. MacWhinney (Eds.), Handbook of Child Language (pp. 326-393). Oxford: Blackwell.

24. Dromi, E. (2001). Early lexical development. In M. Barrett (Ed.), The Development of Language (pp. 99-126). Hove: Psychology Press.

25. Kauschke, C. (1999). Der Erwerb des frühkindlichen Lexikons – eine empirische Studie zur Entwicklung des Wortschatzes im Deutschen. Tübingen: Narr.

26. Menyuk, P., Liebergott, J. W. & Schultz, M. C. (1995). Early Language Development in Full-term and Premature Infants. Hillsdale, N.J.: Erlbaum.

27. Goldfield, B. & Reznick, S. (1990). Early lexical acquisition: rate, content and the vocabulary spurt. Journal of Child Language, 17, 171-181.

28. Kauschke, C. & Hofmeister, C. (2002). Early lexical development in German: A study on vocabulary growth and vocabulary composition during the second and third year of life. Journal of Child Language, 29, 735-757.
29. Szagun, G. (2007). Langsam gleich gestört? Variabilität und Normalität im frühen Spracherwerb. Forum Logopädie, 21, 20-25.
30. McGregor, K. K., Friedman, R. M., Reilly, R. M. & Newman, R. M. (2002). Semantic representation and naming in young children. Journal of Speech, Language, and Hearing Research, 45, 332.
31. McGregor, K. K. & Waxman, S. R. (1998). Object naming at multiple hierarchical levels: A comparison of preschoolers with and without word-finding deficits. Journal of Child Language, 25, 419-430.
32. Rothweiler, M. (2001). Wortschatz und Störungen des lexikalischen Erwerbs bei spezifisch sprachentwicklungsgestörten Kindern. Heidelberg: Winter (Edition S).
33. Meibauer, J. (1995). Neugebildete -er Derivate im Spracherwerb. Ergebnisse einer Langzeitstudie. Sprache und Kognition, 14, 138-160.
34. Schipke, C. & Kauschke, C. (2011). Early Word Formation in German Language Acquisition. First Language, 31, 67-82. DOI: 10.1177/014272 3709359240.
35. Weissenborn, J. (2000). Erwerb von Morphologie und Syntax. In H. Grimm (Hrsg.), Sprachentwicklung. Enzyklopädie der Psychologie. Themenbereich C, Serie III, Bd. 3 (S. 141-169). Göttingen: Hogrefe.
36. Clahsen, H. (1986). Die Profilanalyse. Ein linguistisches Verfahren für die Sprachdiagnose im Vorschulalter. Berlin Marhold.
37. Tomasello, M. (2000). Acquiring syntax is not what you think. In D. V. M. Bishop & L. B. Leonard (Eds.), Speech and Language Impairments in Children: Causes, Characteristics, Intervention and Outcome (pp. 1-16). Hove: Psychology Press.
38. Szagun, G. & Steinbrink, C. (2004). Typikalität und Variabilität in der frühkindlichen Sprachentwicklung: Eine Studie mit einem Elternfragebogen. Sprache - Stimme - Gehör, 28, 137-145.
39. Rothweiler, M. (2002). Spracherwerb. In J. Meibauer, U. Demske, J. Geilfuß-Wolfgang, J. Pafel, K.-H. Ramers, M. Rothweiler & M. Steinbach (Hrsg.), Einführung in die Germanistische Linguistik (S. 251-293). Stuttgart, Weimar: Metzler.
40. Penner, Z. & Kölliker-Funk, M. (1998). Therapie und Diagnose von Grammatikerwerbsstörungen. Ein Arbeitsbuch. Luzern: Edition SZH.
41. Rothweiler, M. (1999). Der Erwerb von Nebensätzen im Deutschen. Tübingen: Niemeyer.

42. Bittner, D. (2003). Aspectual interpretation of early verb forms in German. In D. Bittner & N. Gagarina (Eds.), Acquisition of Aspect. ZAS Papers in Linguistics, 29, 3-25.
43. Bartke, S. (2006). Morphologieerwerb ab dem zweiten Lebensjahr. In J. Siegmüller & H. Bartels (Hrsg.), Leitfaden Sprache - Sprechen - Stimme - Schlucken (S. 36-39). München: Elsevier.
44. Clahsen, H. (1984). Der Erwerb von Kasusmarkierungen in der deutschen Kindersprache. Linguistische Berichte, 89, 1-31.
45. Eisenbeiß, S., Bartke, S. & Clahsen, H. (2006). Structural and lexical case in child German: Evidence from language-impaired and typically developing children. Language Acquisition, 13, 3-32.
46. Laaha, S., Ravid, D., Korecky-Kroll, K., Laaha, G. & Dressler W. U. (2006). Early noun plurals in German: regularity, productivity or default? Journal of Child Language, 33, 271-302.
47. Szagun, G. (2001). Learning different regularities: The acquisition of noun plurals by German-speaking children. First Language, 21, 109-141.
48. Tomasello, M. & Farrar, M. J. (1986). Joint-attention and early language. Child Development, 57, 1454-1463.
49. Zollinger, B. (2004). Die Entdeckung der Sprache (6. Aufl.). Bern, Stuttgart, Wien: Haupt Verlag.
50. Keller, H. (2000). Sozial-emotionale Grundlagen des Spracherwerbs. In H. Grimm (Hrsg.), Sprachentwicklung. Enzyklopädie der Psychologie. Themenbereich C, Serie III, Bd. 3 (S. 379-402). Göttingen: Hogrefe.
51. Karmiloff, K. & Karmiloff-Smith, A. (2001). Pathways to Language. From Fetus to Adolescent. Cambridge: Harvard University Press.
52. Pan, B. A. & Snow, C. E. (1999). The development of conversational and discourse skills. In M. Barrett (Ed.), The Development of Language (pp. 229-250). Hove: Psychology Press.
53. Hausendorf, H. & Quasthoff, U. M. (1996). Sprachentwicklung und Interaktion: Eine linguistische Studie zum Erwerb von Diskursfähigkeiten bei Kindern. Wiesbaden: Westdeutscher Verlag.
54. Lapp, E. (1992). Linguistik der Ironie. Tübingen: Narr.
55. Rehbein, J. & Meng, K. (2007). Kindliche Kommunikation – einsprachig und mehrsprachig. Münster: Waxmann.
56. Frith, U. (1985). Beneath the surface of developmental dyslexia. In K. E. Patterson, M. Coltheart & J. C. Marshall (Eds.), Surface Dyslexia: Neuropsychological and cognitive studies of phonological reading (pp. 301-330). London: Erlbaum.
57. Scheerer-Neumann, G. (1997). Rechtschreibschwäche im Kontext der Entwicklung. In I. M. Naegle & R. Valtin (Hrsg.), LRS – Legasthenie in

den Klassen 1-10. Handbuch der Lese-Rechtschreib-Schwierigkeiten (S. 25-35). Weinheim: Beltz.
58. Schnitzler, C. (2006). Vom Stufenmodell zur modellorientierten Therapie. In J. Siegmüller & H. Bartels (Hrsg.), Leitfaden: Sprache - Sprechen - Stimme - Schlucken (S. 124-125). München, Jena: Elsevier-Urban & Fischer.
59. Bockmann, A.-L. & Kiese-Himmel, C. (2006). ELAN – Eltern Antworten. Göttingen: Beltz (ELAN-R 2012 im Druck).

Literatur-Gesamtverzeichnis (alphabetisch)

Alloway, T. P. (2007). Automated Working Memory Assessment (AWMA). Pearson. Verfügbar unter: www.psychcorp.co.uk/product.aspx?n=1343&s=1492&cat=1356&skey=3909 [25.03.2009].

American Psychiatric Association (1994). American Psychiatric Association's DSM-IV: Diagnostic andSstatistical manual (4. ed.). Washington, DC: American Psychiatric Press.

Angermaier, M. (2007). Entwicklungstest Sprache 4 bis 8 Jahre (ETS 4-8). Frankfurt: Pearson.

Aram, D. M., Ekelman, B. L. & Nation, J. E. (1984). Preschoolers with language disorders: 10 years later. Journal of Speech and Language Research, 27, 232-244.

Aram, D. M., Morris, R. & Hall, N. E. (1992). The validity of discrepancy criteria for identifying children with developmental language disorders. Journal of Learning Disabilities 25, 549-554.

Aram, D. M. & Nation, J. E. (1980). Preschool language disorders and subsequent language and academic difficulties. Journal of Communication Disorders, 13, 159-170.

Barrett, M. (1995). Early lexical development. In P. Fletcher & B. MacWhinney (Eds.), Handbook of Child Language (pp. 326-393). Oxford: Blackwell.

Bartke, S. (2006). Morphologieerwerb ab dem zweiten Lebensjahr. In J. Siegmüller & H. Bartels (Hrsg.), Leitfaden Sprache - Sprechen - Stimme - Schlucken (S. 36-39). München: Elsevier.

Bartlett, C. W., Flax, J. F. & Logue, M.W. et al. (2002). A major susceptibility locus for specific language impairment is located on chromosome 13q21. American Journal of Human Genetic, 71, 45-55.

Barwitzki, K., Hofbauer, C., Huber, M. & Wagner, L. (2008). LTB-J – Leipziger Testbatterie zur Messung des formal-sprachlichen Entwicklungsstandes bei Jugendlichen. Leipzig: BBW.

Bashir, A. S. & Scavuzzo, A. (1992). Children with language disorders: Natural history and academic success. Journal of Learning Disabilities, 25, 53-65.

Bates, E., Dale, P. & Thal, D. (1995). Individual differences and their implications for theories of language development. In P. Fletcher & B. MacWhinney (Eds.), The Handbook of Child Language (pp. 96-152). Oxford: Basil Blackwell.

Bates, E., Marchman, V., Thal, D., Fenson, L., Dale, P., Reznick, J. S., Reilly, J. & Hartung, J. (1994). Developmental and stylistic variation in the composition of early vocabulary. Journal of Child Language, 21, 85-121.

Beitchman, J. H., Wilson, B., Brownlie, E. B., Walters, H. & Lancee, W. (1996a). Longterm consistency in speech/language profiles: I. Developmental and academic outcomes. Journal of the American Academy of Child and Adolescent Psychiatry, 35, 804-814.

Beitchman, J. H., Wilson, B., Brownlie, E. B., Walters, H. & Lancee, W. (1996b). Longterm consistency in speech/language profiles: II. Behavioral, emotional and social outcomes. Journal of the American Academy of Child and Adolescent Psychiatry, 35, 814-825.

Bishop, D. V. M. (1997). Uncommon understanding: development and disorders of language comprehension in children. Hove: Psychology Press.

Bishop, D. V. M. & Adams, C. (1990). A prospective study of the relationship between specific language impairment, phonological disorders and reading retardation. The Journal of Child Psychology and Psychiatry, 31, 1027-1050.

Bishop, D. V. M., North, T. & Donlan, C. (1995). Genetic basis of specific language impairment: evidence from a twin study. Developmental Medicine and Child Neurology, 37, 56-71.

Bishop, D. V. M. (2004). Specific Language Impairment: Diagnostic Dilemmas. In L. Verhoeven & H. v. Balkom (Hrsg.) Classification of Developmental Language Disorders. New Jersey, London: Lawrence Erlbaum.

Bishop, D. V. M., Laws, G., Adams, C. & Norbury, C. F. (2006). High heritability of speech and language impairments in 6-year-old twins demonstrated using parent and teacher report. Behavior Genetics, 36, 173-184.

Bittner, D. (2003). Aspectual interpretation of early verb forms in German. In D. Bittner & N. Gagarina (Eds.), Acquisition of Aspect. ZAS Papers in Linguistics, 29, 3-25.

Bockmann, A.-K. & Kiese-Himmel, C. (2006). ELAN – Eltern Antworten. Göttingen: Beltz.

Bockmann, A.-K. & Kiese-Himmel, C. (2012). ELAN – Eltern antworten, Revision (ELAN-R). Göttingen: Beltz.

Botting, N. & Conti-Ramsden, G. (2000). Social and behavioural difficulties in children with specific language impairments. Child Language, Teaching and Therapy, 16, 105-120.

Botting, N., Faragher, B., Simkin, Z., Knox, E. & Conti-Ramsden, G. (2001). Predicting pathways of specific language impairment: what differentiates good and poor outcome? Journal of Child Psychology and Psychiatry, and Allied Disciplines, 42, 1013-1020.

Buschmann, A., Jooss, B., Rupp, A., Feldhusen, F., Pietz, J. & Philippi H. (2009). Parent-based language intervention for 2-year-old children with specific expressive language delay: a randomised controlled trial. Archives of Disease in Childhood, 94, 110-116.

Canning, P. M. & Lyon, M. E. (1989). Young Children with Special Needs: Prevalence and Implications in Nova Scotia. Canadian Journal of Education, 14, 368-380.

Catts, H. W. (1991). Early identification of dyslexia: Evidence from a follow-up study of speech-language impaired children. Annals of Dyslexia, 41, 163-177.

Chiat, S. & Roy, P. (2008). Early phonological and sociocognitive skills as predictors of later language and social communication outcomes. Journal of Child Psychology and Psychiatry, 49, 635-645.

Chilla, S. (2011). Bilingualer Spracherwerb. In J. Siegmüller, H. Bartels (Hrsg.) Leitfaden Sprache - Sprechen - Stimme - Schlucken. 3. Aufl. München: Elsevier.

Chilla, S., Rothweiler, M. & Babur, E. (2010). Kindliche Mehrsprachigkeit. Grundlagen – Störungen – Diagnostik. München: Ernst Reinhardt.

Clahsen, H. (1984). Der Erwerb von Kasusmarkierungen in der deutschen Kindersprache. Linguistische Berichte, 89, 1-31.

Clahsen, H. (1986). Die Profilanalyse. Ein linguistisches Verfahren für die Sprachdiagnose im Vorschulalter. Berlin: Marhold.

Cleggs, J., Hollis, C., Mawhood, L., Rutter, M. (2005) Developmental language disorders: a follow-up in later adult life. Cognitive, language and psychosocial outcomes. Journal of Child Psychology and Psychiatry, 46, 128-149.

Cole, K. N., Dale, P. & Nills, P. (1992). Stability of the Intelligence Quotient-Language Quotient relation: is discrepancy modeling based on a myth? American Journal on Mental Retardation 97, 131-143.

Conti-Ramsden, G. & Botting, N. (1999). Classification of children with specific language impairment: longitudinal considerations. Journal of Speech, Language, and Hearing Research, 42, 1195-1204.

Conti-Ramsden, G., Durkin, K., Simkin, Z. & Knox, E. (2009). Specific language impairment and school outcomes. I: Identifying and explaining variability at the end of compulsory education. International Journal of Language and Communication Disorders, 44, 15-35.

Dannenbauer, F. M. (2004). Probleme der ätiologischen Forschung bei spezifischer Sprachentwicklungsstörung. L.O.G.O.S. Interdisziplinär, 12, 164-176.

de Langen-Müller, U. (2005): Sprachförderung durch Eltern, Erzieher und Sprachtherapeuten. Entwicklung begleiten, Störungen vorbeugen, Defizite ausgleichen. Frühe Kindheit, 8, 26-29.

de Langen-Müller, U. & Hielscher-Fastabend, M. (2007): retro quant – retrospektive Erfassung quantitativer Daten der Sprachtherapie mit Kindern in Deutschland. Die Sprachheilarbeit, 52, 48-62.

de Langen-Müller, U., Hielscher-Fastabend, M. & Kauschke C. (in Vorber.). Diagnostikverfahren in der sprachtherapeutischen Praxis. Eine Bestandsaufnahme.

de Langen-Müller, U. & Maihack, M. (2006): Sprachentwicklung ist kein Kinderspiel ... Sprachförderung oder Sprachtherapie? Welche Hilfe braucht das Kind? Eine Informationsbroschüre des dbs.

Desmarais, C., Sylvestre, A., Meyer, F., Bairati, I. & Rouleau, N. (2008) Systematic review of the literature on characteristics of late-talking toddlers. International Journal of Language and Communication Disorders, 43, 361-389.

Deutsche Gesellschaft für Kinder- und Jugendpsychiatrie und Psychotherapie (2007). Leitlinien zur Diagnostik und Therapie von psychischen Störungen im Säuglings-, Kindes- und Jugendalter. AWMF-Leitlinien-Register Nr. 028/016. Gelesen unter http://www.uni-duesseldorf.de/AWMF/ll/028-016.htm.

Deutsche Gesellschaft für Sozialpädiatrie und Jugendmedizin (2004). Leitlinien der Deutschen Gesellschaft für Sozialpädiatrie und Jugendmedizin Indikationen zur Verordnung von Logopädie bei umschriebenen Entwicklungsstörungen der Sprache und Zweisprachigkeit (F80.0, F80.1, F80.3). AWMF-Leitlinien-Register Nr. 071/010. Gelesen unter http://www.dgspj.de.

Dilling, H., Mombour, W. & Schmidt, M. H. (2008). Internationale Klassifikation psychischer Störungen. 6. Aufl. Bern: Hans Huber.

Döpfner, M., Dietmair, I., Mersmann, H., Simon, K. & Trost-Brinkhues, G. (2005). S-ENS – Screening des Entwicklungsstandes bei Einschulungsuntersuchungen. Göttingen: Hogrefe.

Dromi, E. (2001). Early lexical development. In M. Barrett (Ed.), The Development of Language (pp. 99-126). Hove: Psychology Press.

Dunn, L. M., Dunn, L. M. (dt. Bearb von S. Bulheller und H. O. Häcker). (2004). Peabody Picture Vocabulary Test (PPVT). Frankfurt: Pearson.

Dunn, M., Flax, J., Sliwinski, M. & Aram, D. (1996). The use of spontaneous language measures as criteria for identifying children with specific language impairment: an attempt to reconcile clinical and research incongruence. Journal of Speech and Hearing Research, 39, 643-54.

Durkin, K., Simkin, Z., Knox, E. & Conti-Ramsden, G. (2009). Specific language impairment and school outcomes. II: Educational context, student satisfaction, and post-compulsory progress. International Journal of Language and Communication Disorders, 44, 36-55.

Durkin, K., Wadman, R. & Conti-Ramsden, G. (2008). Self-esteem, shyness, and sociability in adolescents with specific language impairment (SLI). Journal of Speech, Language, and Hearing Research, 51, 938-952.

Eisenbeiß, S., Bartke, S. & Clahsen, H. (2006). Structural and lexical case in child German: Evidence from language-impaired and typically developing children. Language Acquisition, 13, 3-32.

Elben, C. E. & Lohaus, A. (2000). Marburger Sprachverständnistest für Kinder MSVK. Göttingen: Hogrefe.

Elsen, H. (1999). Auswirkungen des Lautsystems auf den Erwerb des Lexikons. Eine funktionalistisch-kognitive Perspektive. In J. Meibauer & M. Rothweiler (Hrsg.), Das Lexikon im Spracherwerb (S. 88-105). Tübingen: Francke UTB.

Esser, G. & Wyschkon, A. (2002). BUEVA – Basisdiagnostik umschriebener Entwicklungsstörungen im Vorschulalter. Göttingen: Hogrefe.

Esser, G., Wyschkon, A., Ballaschk, K. & Hänsch, S. (2010). P-ITPA. Potsdam-Illinois Test für Psycholinguistische Fähigkeiten. Göttingen: Hogrefe.

Euler, H. A., Holler-Zittlau, I., van Minnen, S., Sick, U., Dux, W., Zaretsky, Y. & Neumann, K. (2010). Psychometrische Gütekriterien eines Kurztests zur Erfassung des Sprachstandes vierjähriger Kinder. HNO, 58, 1116-1123.

Felsenfeld, S., Broen, P. A. & McGue, M. (1992). A 28-year-follow-up of adults with a history of moderate phonological disorder: linguistic and personality results. Journal of Speech and Hearing Research, 35, 1114-1125.

Felsenfeld, S., Broen, P. A. & McGue, M. (1994). A 28-year follow-up of adults with a history of moderate phonological disorder: educational and occupational results. Journal of Speech and Hearing Research, 37, 1341-1353.

Fox, A. V. (2008). TROG-D – Test zur Überprüfung des Grammatik-Verständnisses (3. Aufl.). Idstein: Schulz-Kirchner.

Fox, A. V. (2009a). Kindliche Aussprachestörungen. Phonologischer Erwerb – Differenzialdiagnostik – Therapie (4. Aufl.). Idstein: Schulz-Kirchner Verlag.

Fox, A. V. (2009b). PLAKSS Psycholinguistische Analyse kindlicher Sprechstörungen (3., korr. Aufl.). Frankfurt: Harcourt-Test Services.

Fox, A. V. & Dodd, B. J. (1999). Der Erwerb des phonologischen Systems in der deutschen Sprache. Sprache - Stimme - Gehör, 23, 183-191.

Fraser, J. & Conti-Ramsden, G. (2008). Contributon of phonological and broader language skills to literacy. International Journal of Language and Communication Disorders, 43, 552-569.

Fricke, S. & Schafer, B. (2008). Test phonologischer Bewusstheitsfähigkeiten. Idstein: Schulz-Kirchner.

Fricke, S., Stackhouse, J. & Wells, B. (2007). Phonologische Bewusstheitsfähigkeiten deutschsprachiger Vorschulkinder – eine Pilotstudie. Forum Logopädie, 3, 14-19.

Fried, L. (2010) Feststellung des Sprachstands zwei Jahre vor der Einschulung. Fachinformation zum Verfahren ab dem Jahr 2010. Schulministerium des Landes NRW: http://www.nordrheinwestfalendirekt.de/broschuerenservice/download/70498/sprachstandsfeststellung_fachinformation.pdf.

Friedrich, G. (1998). Teddy-Test. Göttingen: Hogrefe.

Frith, U. (1985). Beneath the surface of developmental dyslexia. In K. E. Patterson, M. Coltheart & J. C. Marshall (Eds.), Surface Dyslexia: Neuropsychological and cognitive studies of phonological reading (pp. 301-330). London: Erlbaum.

Gerken, L. (1994). Child Phonology. In M. A. Gernsbacher (Ed.), Handbook of Psychology (pp. 781-820). San Diego, New York: Academic Press.

Glück, C.-W. (2007). WWT 6-10. Wortschatz- und Wortfindungstest für 6- bis 10-Jährige. München: Urban & Schwarzenberg.

Goldfield, B. & Reznick, S. (1990). Early lexical acquisition: rate, content and the vocabulary spurt. Journal of Child Language, 17, 171-181.

Götte, R. (1976). Landauer Sprachentwicklungstest für Vorschulkinder LSV. Weinheim: Beltz.

Grimm, H. (1989). Schulschwierigkeiten und psychiatrische Probleme dysphasisch-sprachgestörter Kinder. Sozialpädiatrie in Praxis und Klinik, 11, 434-437.

Grimm, H. (2003). Störungen der Sprachentwicklung. Grundlagen – Ursachen – Diagnosen – Intervention – Prävention. Göttingen: Hogrefe.

Grimm, H., Aktas, M. & Frevert, S. (2000). Sprachentwicklungstest für zweijährige Kinder SETK-2. Göttingen: Hogrefe.

Grimm, H., Aktas, M. & Frevert, S. (2001; 2. überarb. Aufl. 2010). Sprachentwicklungstest für drei- bis fünfjährige Kinder SETK 3-5. Göttingen: Hogrefe.

Grimm, H., Aktas, M., Jungmann, T., Peglow, S., Stahn, D. & Wolter, E. (2004). Sprachscreening im Vorschulalter: Wie viele Kinder brauchen tatsächlich eine Sprachförderung? Frühförderung Interdisziplinär, 23, 108-117.

Grimm, H., Aktas, M. & Kießig, U. (2003). Sprachscreening für das Vorschulalter SSV. Kurzform des SETK 3-5. Göttingen: Hogrefe.

Grimm, H. & Doil, H. (2006) ELFRA – Elternfragebögen für die Früherkennung von Risikokindern (2., überarb. Aufl.). Göttingen: Hogrefe.

Hacker, D. & Wilgermein, H. (2002). AVAK-Test mit CD-ROM Analyseverfahren zu Aussprachestörungen bei Kindern (2. Aufl.). München: Reinhardt.

Håkansson, G., Salameh, E.-K. & Nettelbladt, U. (2003). Measuring language development in bilingual children: Swedish-Arabic children with and without language impairment. Linguistics, 41, 255-288.

Häcker, H. O. & Stapf, K.-H. (2009). Dorsch. Psychologisches Wörterbuch. Bern: Verlag Hans Huber.

Hausendorf, H. & Quasthoff, U. M. (1996). Sprachentwicklung und Interaktion: Eine linguistische Studie zum Erwerb von Diskursfähigkeiten bei Kindern. Wiesbaden: Westdeutscher Verlag.

Hayiou-Thomas, M. E. (2008). Genetic and environmental influences on early speech, language and literacy development. Journal of Communication Disorders, 41, 397-408.

Hecking, M. & Schlesiger, C. (2010). Late Bloomer oder Sprachentwicklungsstörung? Forum Logopädie, 1, 6-15.

Heilmittelrichtlinie (2011): Richtlinie des Gemeinsamen Bundesausschusses über die Verordnung von Heilmitteln in der vertragsärztlichen Versorgung (Heilmittel-Richtlinie/HeilM-RL) in der Fassung vom 20. Januar 2011/19. Mai 2011.

Hennon, E., Hirsh-Pasek, K. & Michnick-Golinkoff, R. (2000). Die besondere Reise vom Fötus zum spracherwerbenden Kind. In H. Grimm (Hrsg.), Sprachentwicklung. Enzyklopädie der Psychologie. Themenbereich C, Serie III, Bd. 3 (S. 41-103). Göttingen: Hogrefe.

Höhle, B. (2004). Sprachwahrnehmung und Spracherwerb im ersten Lebensjahr. Sprache - Stimme - Gehör, 28, 2-7.

Höhle, B. (2005). Der Einstieg in die Grammatik: Spracherwerb während des ersten Lebenjahres. Forum Logopädie, 6, 16-21.

Holler, D. (2005) Bedeutung sprachlicher Fähigkeiten für Bildungserfolge. In K. Jampert, P. Best, A. Guadatiello, D. Holler, A. Zehnbauer (Hrsg.), Schlüsselkompetenz Sprache. Sprachliche Bildung und Förderung im Kindergarten. Konzepte - Projekte - Maßnahmen. Berlin: Verlag das Netz, 24-28.

Horwitz, S. M., Irwin, J. R., Briggs-Gowan, M. J., Heenan, J. M. & Mendoza, J. (2003). Language delay in a community cohort of young children. Journal of the American Academy of Child and Adolescent Psychiatry, 42, 932-940.

Institut für Qualität und Wirtschaftlichkeit im Gesundheitswesen (IQWiG) (17.6.2009). Abschlussbericht zur „Früherkennung auf Entwicklungsstörung des Sprechens und der Sprache". https://www.iqwig.de/download/S06-01_Abschlussbericht_Frueherkennung_umschriebener_Stoerungen_des_Sprechens_und_der_Sprache.pdf.

Institut für Qualität und Wirtschaftlichkeit im Gesundheitswesen (Hrsg.) 2011. Arbeitspapier S06-01: Früherkennungsuntersuchung auf umschriebene Entwicklungsstörungen des Sprechens und der Sprache bei Kindern: Bewertung der KiSS.2-Studie. Version 1.0; 10.01.2011, Köln: IQWiG.

Jampert, K. (2005): Bedeutung und Funktion von Sprache/n für Kinder. Eine wichtige Voraussetzung für Sprachförderkonzepte. In Ch. Röhnerm (Hrsg.): Erziehungsziel Mehrsprachigkeit. Diagnose von Sprachentwicklung und Förderung von Deutsch als Zweitsprache, Weinheim: Juventa. Jansen, H., Mannhaupt, G., Marx, H. & Skowronek, H. (2002). Bielefelder Screening zur Früherkennung von Lese-Rechtschreibschwierigkeiten (2. Aufl.). Göttingen: Hogrefe.

Jedik, L. (2003): Anamnesebogen für zweisprachige Kinder. Mappe A: Deutsch-Russisch, Deutsch-Polnisch, Deutsch-Griechisch, Deutsch-Serbokroatisch; Mappe B: Deutsch-Türkisch, Deutsch-Italienisch, Deutsch-Spanisch, Deutsch-Arabisch. Würzburg: Edition von Freisleben.

Jimenéz, M. A. M., Servera, G. C., Roca, J. A., Frontera, J. G. & Pérez, R. J. (2008). Developmental outcome of extremely low birth weight infants (<1,000 g) during the first three years of life. Anales de Pediatría (Barcelona, Spain), 68, 320-328.

Jusczyk, P. W. & Aslin, R. N. (1995). Infants' detection of the sound patterns of words in fluent speech. Cognitive Psychology, 19, 1-23.

Karmiloff, K. & Karmiloff-Smith, A. (2001). Pathways to Language. From Fetus to Adolescent. Cambridge: Harvard University Press.

Kauschke, C. (1999). Der Erwerb des frühkindlichen Lexikons – eine empirische Studie zur Entwicklung des Wortschatzes im Deutschen. Tübingen: Narr.

Kauschke, C. (2003). Sprachtherapie bei Kindern zwischen 2 und 4 Jahren – ein Überblick über Ansätze und Methoden. In U. de Langen-Müller, C. Iven & V. Maihack (Hrsg.), Früh genug, zu früh, zu spät? Modelle und Methoden zur Diagnostik und Therapie sprachlicher Entwicklungsstörungen von 0 bis 4 Jahren (S. 152-183). Köln: Prolog.

Kauschke, C. (2006). Spracherwerbsstörung – Hilfe für Spätzünder. Gehirn & Geist, 6, 48-53.

Kauschke, C. (2007). Sprache im Spannungsfeld von Erbe und Umwelt. Die Sprachheilarbeit, 52, 1, 4-16.

Kauschke, C. & Hofmeister, C. (2002). Early lexical development in German: A study on vocabulary growth and vocabulary composition during the second and third year of life. Journal of Child Language, 29, 735-757.

Kauschke, C. & Siegmüller, J. (2009). Patholinguistische Diagnostik bei Sprachentwicklungsstörungen (2. Aufl.). München: Elsevier.

Keegstra, A. L., Post, W. J. & Goorhuis-Brouwer, S. M. (2010). The discrepancy hypothesis in children with language disorders: Does it work? International Journal of Pediatric Otorhinolaryngology, 74, 183-187.

Keilmann, A., Klüsener, P., Freude, C. & Schramm, B. (2011). Manifestation of speech and language disorders in children with hearing impairment compared with children with specific language disorders. Logopedics Phoniatrics Vocology, 2011 Apr; 36(1):12-20. Epub 2010 Sep 17, http://informahealth care.com/doi/pdfplus/10.3109/14015439.2010.517550

Keller, H. (2000). Sozial-emotionale Grundlagen des Spracherwerbs. In H. Grimm (Hrsg.), Sprachentwicklung. Enzyklopädie der Psychologie. Themenbereich C, Serie III, Bd. 3 (S. 379-402). Göttingen: Hogrefe.

Kiese-Himmel, C. (1997). Sprachentwicklungsgestörte Kinder im Vorschulalter: Knapp 4 Jahre später. Zeitschrift für Kinder- und Jugendpsychiatrie, 25, 73-81.

Kiese-Himmel, C. (1999). Ein Jahrhundert Forschung zur gestörten Sprachentwicklung. Sprache - Stimme - Gehör, 23, 128-137.

Kiese-Himmel, C. (2005). Rezeptive und produktive Sprachentwicklungsleistungen früh geborener Kinder im Alter von zwei Jahren. Zeitschrift für Entwicklungspsychologie und Pädagogische Psychologie, 37, 27-35.

Kiese-Himmel, C. (2005). Aktiver Wortschatztest für 3- bis 5-jährige Kinder – Revision (AWST-R). Göttingen: Beltz.

Kiese-Himmel, C. (2008). Entwicklung sprach- und kommunikationsgestörter Kinder, am Beispiel von „Late Talker" und Kindern mit spezifischen Sprachentwicklungsstörungen. In M. Hasselhorn & R. K. Silbereisen (Hrsg.), Enzyklopädie der Psychologie. Themenbereich C: Theorie und Forschung. Serie V: Entwicklungspsychologie des Säuglings- und Kindesalters (Bd. 4) (S. 693-730). Göttingen, Bern, Toronto, Seattle: Hogrefe.

Kiese-Himmel, C. & Kruse, E. (1998). A follow-up report of German kindergarten children and preschoolers with expressive developmental language disorders. Logopedics, Phoniatrics, Vocology, 23, 69-77.

Kiese-Himmel, C. & Risse, T. (2009). Normen für den Mottier-Test bei 4- bis 6-jährigen Kindern. HNO, 57, 943-948.

Klann-Delius, G. (2008). Spracherwerb. 2. Aufl. Stuttgart, Weimar: Metzler.

Kroffke, S. (2007). Mehrsprachige Kinder mit spezifischer Sprachentwicklungsstörung: Implikationen für die Diagnostik. L.O.G.O.S. Interdisziplinär, 15, 253-262.

Kühn, P. (2010). Wie entwickeln sich Late Talkers? Eine Längsschnittstudie zur Prognose der sprachlichen, kognitiven und emotionalen Entwicklung von Late Talkers bis zum Einschulungsalter. München: Dr. Hut.

Kühn, P. & Suchodoletz v. W. (2009). Ist ein verzögerter Sprechbeginn ein Risiko für Sprachstörungen im Einschulungsalter? Kinderärztliche Praxis, 80, 343-348.

Lahey, M. & Edwards, J. (1995). Specific language impairment: preliminary investigation of factors associated with family history and with pattern of language performance. Journal of Speech, Language, and Hearing Research, 38, 643-657.

La Paro, K. M., Justice, L., Skibbe, L. E., Pianta, R. C. (2004). Relations among maternal, child, and demographic factors and the persistence of preschool language impairment. American Journal of Speech-Language Pathology, 13, 291-303.

Lapp, E. (1992). Linguistik der Ironie. Tübingen: Narr.

Largo, R. H., Molinari, L., Comenale, P. L., Weber, M. & Duc, G. (1986). Language development of term and preterm children during the first five years of life. Developmental Medicine of Child Neurology, 28, 333-350.

Leonard, L. B. (1987). Is specific language impairment a useful construct? In S. Rosenberg (Ed.), Advances in applied psycholinguistics (1): Disorders of first-language development (pp. 1-39). Cambridge: Cambridge University Press.

Leonard, L. B. (1998). Children with specific language impairment. Cambridge, Mass.: MIT Press.

Leonard, L. B. (2000). Specific language impairment across languages. In D. V. M. Bishop & L. B. Leonard (Eds.), Speech and language impairments in children: Causes, characteristics, intervention, and outcome (pp. 115-129). Philadelphia: Taylor & Francis.

Leslie, L., Gordin, G., Ganger, W., Gidst, K. et al. (2005). The physical, developmental, and mental health needs of young children in child welfare by initial placement type. Journal of Developmental and Behavioral Pediatrics, 26, 177-185.

Lewis, B. A., Cox, N. J. & Byard, P. J. (1993). Segregation analysis of speech and language disorders. Behavior Genetics, 23, 291-297.

Lewis, B. A. & Thompson, L. A. (1992). A study of developmental speech and language disorders in twins. Journal of Speech, and Hearing Research, 35, 1086-1094.

Lundberg, I., Olofsson, A. & Wall, S. (1980). Reading and spelling skills in the first school years predicted from phonemic awareness skills in kindergarten. Scandinavian Journal of Psychology, 21, 159-173.

Mania, H. (2000). Individuelle Verläufe der Sprachentwicklung beim Säugling und Kleinkind. Inaugural-Dissertation der Medizinischen Fakultät der Eberhard-Karls-Universität Tübingen.

Marston, L., Peacock, J. L., Calvert, S. A., Greenough, A. & Marlow, N. (2007). Factors affecting vocabulary acquisition at age 2 in children born between 23 and 28 weeks' gestation. Developmental Medicine & Child Neurology, 49, 591-596.

Marx, P., Weber, J. & Schneider, W. (2005). Phonologische Bewusstheit und ihre Förderung bei Kindern mit Störungen der Sprachentwicklung. Zeitschrift für Entwicklungspsychologie und Pädagogische Psychologie, 37, 80-90.

McGregor, K. K., Friedman, R. M., Reilly, R. M. & Newman, R. M. (2002). Semantic representation and naming in young children. Journal of Speech, Language, and Hearing Research, 45, 332.

McGregor, K. K. & Waxman, S. R. (1998). Object naming at multiple hierarchical levels: A comparison of preschoolers with and without word-finding deficits. Journal of Child Language, 25, 419-430.

Meibauer, J. (1995). Neugebildete -er Derivate im Spracherwerb. Ergebnisse einer Langzeitstudie. Sprache und Kognition, 14, 138-160.

Menyuk, P., Liebergott, J. W. & Schultz, M. C. (1995). Early Language Development in Full-term and Premature Infants. Hillsdale, N.J.: Erlbaum.

Michaelis, R. (2004). Das Grenzsteinprinzip als Orientierungshilfe für die pädiatrische Entwicklungsbetrachtung. In H. G. Schlack (Hrsg.), Entwicklungspädiatrie (S. 123-129). München: Marseille.

Miniscalco, C., Hagberg, B., Kadesjö, B., Westerlund, M. & Gillberg, C. (2007). Narrative skills, cognitive profiles and neuropsychiatric disorders in 7-8-year-old children with late developing age. International Journal of Language and Communication Disorders, 42, 665-681.

Miniscalco, C., Nygren, G., Hagberg, B., Kadesjö, B. & Gillberg, C. (2006). Neuropsychiatric and neurodevelopmental outcome of children at age 6 and 7 years who screened positive for language problems at 30 months. Developmental Medicine and Child Neurology, 48, 361-366.

Monaco, A. P. (2007). Multivariate linkage analysis of specific language impairment (SLI). Annals of Human Genetics, 71, 660 – National Institute on Deafness and Other Communication Disorders. (2008). Statistics on voice, speech, and language. Gelesen unter http://www.nidcd.nih.gov/health/statistics/vsl.asp.

Motsch, H.-J. (2008). ESGRAF-R Testmanual: Evozierte Sprachdiagnose Grammatischer Fähigkeiten (2., verb. Aufl.). München: Reinhardt.

Motsch H.-J. (2011). Evozierte Diagnostik Grammatischer Fähigkeiten für mehrsprachige Kinder: 1. Aufl. Göttingen: Hogrefe.

Neumann, K., Keilmann, A., Kiese-Himmel, C., Rosenfeld, J. & Schönweiler, R. (2008), equal contributorship. Leitlinien der Deutschen Gesellschaft für Phoniatrie und Pädaudiologie zu Sprachentwicklungsstörungen bei Kindern. 2. Revision. Langfassung: AWMF-Leitlinien-Register Nr. 049/006. Gelesen unter http://leitlinien.net/049-006.htm.

Neumann, K., Keilmann, A., Rosenfeld, J., Zaretsky, Y. & Kiese-Himmel, C. (2009). Sprachentwicklungsstörungen bei Kindern. Leitlinien der Deutschen Gesellschaft für Phoniatrie und Pädaudiologie. (Gekürzte Fassung). Kindheit & Entwicklung, 18, 222-231.

Neumann, K., Holler-Zittlau, I., Euler, H. A. (2011a) Kinder-Sprach-Screening „KiSS". Verfügbar unter: www.sozialministerium.hessen.de/irj/HSM_Inter net?cid=70cc3aa8b7453bb0b71f6941a7c4b532 [27.05.2011].

Neumann, K., Holler-Zittlau, I., van Minnen, S., Sick, U., Zaretsky, Y. & Euler, H. A. (2011b). Katzengoldstandards in der Sprachstandserfassung. Sensitivität-Spezifität des Kindersprachscreenings (KiSS). HNO, 59, 97-109.

Newbury, D. F., Bonora, E. & Lamb, J. A. (2002). FOXP2 is not a major susceptibility gene for autism or specific language impairment. American Journal of Human Genetics, 70, 60-71.

Oller, K.D., Eilers, R. E., Neal, A. R. & Schwartz, H. K. (1999). Precursors to speech in infancy: The prediction of speech and language disorders. Journal of Communication Disorders, 32, 223-247.

Pan, B.A. & Snow, C.E. (1999). The development of conversational and discourse skills. In M. Barrett (Ed.), The Development of Language (pp. 229-250). Hove: Psychology Press.

Papoušek, M. (1998). Chancen und Notwendigkeit früher Prävention. Zur kritischen Lebenssituation von Säuglingen und Kleinkindern in psychosozial belasteten Familien. Stellungnahme der Gesellschaft für Seelische Gesundheit in der frühen Kindheit e.V., deutschsprachige Tochtergesellschaft der World Association for Infant Mental Health (WAIMH). Internet: http://liga-kind.de/fruehe/298_gaimh.php (09.10.2010)

Papoušek, M. (2008). Vom ersten Schrei zum ersten Wort. Anfänge der Sprachentwicklung in der vorsprachlichen Kommunikation. Bd. 5, Nachdruck. Bern: Huber.

Papoušek, M. & Papoušek, H. (1989). Stimmliche Kommunikation im frühen Säuglingsalter als Wegbereiter der Sprachentwicklung. In H. Keller (Hrsg.), Handbuch der Kleinkindforschung (S. 466-489). Bern: Huber.

Paradis, J., Crago, M. & Genesee, F. (2003). French-English bilingual children with SLI: How do they compare with their monolingual peers? Journal of Speech, Language, and Hearing Research, 46, 113-127.

Paradis, J., Crago, M. & Genesee, F. (2005/2006). Domain-general versus domain-specific accounts of Specific Language Impairment: Evidence from bilingual children's acquisition of object pronouns. Language Acquisition, 13, 33-62.

Peña, M., Pittaluga, E. & Farkas, C. (2010). Phonological acquisition in preterm infants. Revista de Neurologica, 50, 12-18.

Penner, Z. (2000). Phonologische Entwicklung. Eine Übersicht. In H. Grimm (Hrsg.), Sprachentwicklung. Enzyklopädie der Psychologie, Themenbereich C, Serie III, Bd. 3 (S. 105-139). Göttingen: Hogrefe.

Penner, Z. & Kölliker-Funk, M. (1998). Therapie und Diagnose von Grammatikerwerbsstörungen. Ein Arbeitsbuch. Luzern: Edition SZH.

Penner, Z., Krügel, C. & Nonn, K. (2005). Aufholen oder Zurückbleiben: Neue Perspektiven bei der Frühintervention von Spracherwerbsstörungen. Forum Logopädie, 19, 6-15.

Petermann, F., Metz, D. & Fröhlich, L. P. (2010). SES 5-10. Sprachstandserhebungstest für Kinder im Alter zwischen 5 und 10 Jahren. Göttingen: Hogrefe.

Rehbein, J. & Meng, K. (2007). Kindliche Kommunikation – einsprachig und mehrsprachig. Münster: Waxmann.

Reilly, S., Wake, M., Bavin, E. L. et al. (2007). Predicting language at 2 years of age. A prospective community study. Pediatrics, 120, 1441-1449.

Restrepo, M. A., Morgan, G. & Smyk, E. (2011). Bilingual children with SLI: Theories, research and future directions. In Guendouzi, J., Loncke, F. & Williams, M. J. (Eds.): The handbook of psycholinguistic and cognitive processes: Perspectives in communication disorders (pp. 515-531). Hove and New York, US: Psychology Press.

Rieger-Fackeldey, E., Blank, C., Dinger, J., Steinmacher, J., Bode, H. & Schulze, A. (2010). Growth, neurological and cognitive development in infants with a birthweight <501 g at age 5 years. Acta Paediatrica, 99, 1350-1355.

Riley, G. D. (1994). A stuttering severity instrument for children and adults. SSI-3 (3rd ed.). Austin ProEd.

Riley, G. D. (2009). Stuttering severity instrument – Fourth ed. (SSI-4). Austin ProEd.

Riley, G., & Riley, J. (1989). Physician's screening procedure for children who may stutter. Journal of Fluency Disorders, 14, 57-66.

Rissman, M., Curtiss, S. & Tallal, P. (1990). School placement outcomes of young language impaired children. Journal of Speech-Language Pathology & Audiology, 14, 49-58.

Robertson, C. M., Watt, M. J. & Dinu, I. A. (2009). Outcomes for the extremely premature infant: what is new? And where are we going? Pediatric Neurology, 40, 189-196.

Rosenfeld, J. & Horn, D. (2011). Genetische Faktoren bei Sprachentwicklungsstörung. Sprache - Stimme - Gehör, 35, 84-90.

Rothweiler, M. (1999). Der Erwerb von Nebensätzen im Deutschen. Tübingen: Niemeyer.

Rothweiler, M. (2001). Wortschatz und Störungen des lexikalischen Erwerbs bei spezifisch sprachentwicklungsgestörten Kindern. Heidelberg: Winter (Edition S).

Rothweiler, M. (2002). Spracherwerb. In J. Meibauer, U. Demske, J. Geilfuß-Wolfgang, J. Pafel, K.-H. Ramers, M. Rothweiler & M. Steinbach (Hrsg.), Einführung in die Germanistische Linguistik (S. 251-293). Stuttgart, Weimar: Metzler.

Rothweiler, M. (2007). Bilingualer Spracherwerb und Zweitspracherwerb. In M. Steinbach, R. Albert, H. Grinth, A. Hohenberger, B. Kümmerling-Meibauer, J. Meibauer, M. Rotweiler, M. Schwarz-Friesel (Hrsg.). Schnittstellen der germanistischen Linguistik (S. 103-135). Stuttgart: J. B. Metzler.

Rothweiler, M. & Kroffke, S. (2006). Bilingualer Spracherwerb: Simultane und sukzessive Mehrsprachigkeit. In J. Siegmüller & H. Bartels (Hrsg.), Leitfaden Sprache - Sprechen - Schlucken - Stimme (S. 44-49). München: Elsevier.

Sachse, S. (2005). Früherkennung von Sprachentwicklungsstörungen. In W. v. Suchodoletz (Hrsg.), Früherkennung von Entwicklungsstörungen (S. 155-189). Göttingen: Hogrefe.

Sachse, S. & von Suchodoletz, W. (2009). Prognose und Möglichkeiten der Vorhersage der Sprachentwicklung bei Late Talkers. Kinderärztliche Praxis, 80, 318-328.

Sachverständigenrat zur Begutachtung der Entwicklung im Gesundheitswesen (2007). Kooperation und Verantwortung. Voraussetzungen einer zielorientierten Gesundheitsversorgung. http://dipbt.bundestag.de/dip21/btd/16/063/1606339.pdf.

Sandrieser, P. & Schneider, P. (2008). Stottern im Kindesalter (3. Aufl.). Stuttgart: Thieme.

Schäfer, B. & Fox, A. V. (2006). Der Erwerb konsequenter Wortproduktion deutschsprachiger Zweijähriger. Sprache - Stimme - Gehör, 30, 186-192.

Schakib-Ekbatan, H. & Schöler, H. (1995). Zur Persistenz von Sprachentwicklungsstörungen: Ein 10jähriger Längsschnitt neun spezifisch sprachentwicklungsgestörter Kinder. Heilpädagogische Forschung, 21, 77-84.

Scheerer-Neumann, G. (1997). Rechtschreibschwäche im Kontext der Entwicklung. In I. M. Naegle & R. Valtin (Hrsg.), LRS – Legasthenie in den Klassen 1-10. Handbuch der Lese-Rechtschreib-Schwierigkeiten (S. 25-35). Weinheim: Beltz.

Schipke, C. & Kauschke, C. (2011). Early Word Formation in German Language Acquisition. First Language, 31, 1, 67-82. DOI: 10.1177/0142723709359240.

Schlesiger, C. (2001). Sprachverstehen bei spezifischer Sprachentwicklungsstörung: Grundlagen und Diagnostik. Frankfurt am Main Lang.

Schnitzler, C. (2006). Vom Stufenmodell zur modellorientierten Therapie. In J. Siegmüller & H. Bartels (Hrsg.), Leitfaden: Sprache - Sprechen - Stimme - Schlucken (S. 124-125). München, Jena: Elsevier-Urban & Fischer.

Schnitzler, C. (2008). Phonologische Bewusstheit und Schriftspracherwerb. Stuttgart, New York: Thieme.

Schöler, H. & Brunner, M. (2008). HASE – Heidelberger Auditives Screening in der Einschulungsdiagnostik (2., überarb. u. erw. Aufl.). Wertingen: Westra.

Schöler, H., Fromm, W. & Kany, W. (Hrsg.). (1998). Spezifische Sprachentwicklungsstörung und Sprachlernen. Erscheinungsformen, Verlauf, Folgerungen für Diagnostik und Therapie. Heidelberg: Edition Schindele im Universitätsverlag C. Winter.

Schöler, H. & Scheib, K. (2004). Desiderate und Thesen zur Diagnostik bei Sprachentwicklungsstörungen. Sprache - Stimme - Gehör, 28, 37-41.

Schulz, P., Kersten, A. & Kleissendorf, B. (2009). Zwischen Spracherwerbsforschung und Bildungspolitik: Sprachdiagnostik in der frühen Kindheit. Zeitschrift für Soziologie der Erziehung und Sozialisation, 29, 122-140.

Shriberg, L. D., Tomblin, J. B. & McSweeny, J. L. (1999). Prevalence of speech delay in 6-year-old children and comorbidity with language impairment. Journal of Speech, Language, and Hearing Research, 42, 1461-1481.

Siegmüller, J., Kauschke, C., van Minnen, S. & Bittner, D. (2010). Test des Satzverständnisses bei Kindern. Eine profilorientierte Diagnostik der Syntax. Heidelberg: Elsevier.

SLI-Consortium. (2002). A genome-wide scan identifies two novel loci involved in specific language impairment. American Journal of Human Genetics, 70, 384-398.

Snowling, M., Bishop, D., Stothard, S., Chipchase, B., Kaplan, C. (2006). Psychosocial outcomes of children wiht a preschool history of speech-language impairment. Journal of Child Psychology and Psychiatry, 47, 759-765.

Stackhouse, J., Wells, B., Pascoe, M. & Rees, R. (2002). Von der phonologischen Therapie zur phonologischen Bewusstheit. Sprache - Stimme - Gehör, 26, 157-165.

Stanton-Chapman, T. L., Chapman, D. A., Bainbridge, N. L. & Scott, K. G. (2002). Identification of early risk factors for language impairment. Research in Developmental Disabilities, 23, 390-405.

Stark, R. E., Bernstein, L. E., Condino, R., Bender, M., Tallal P. & Carts, H. (1984). Four-year follow-up study of language impaired children. Annals of Dyslexia, 34, 49-68.

St. Clair, M. C., Pickles, A., Durkin, K. & Conti-Ramsden, G. (2011). A longitudinal study of behavioral, emotional and social difficulties in individuals with a history of specific language impairment (SLI). Journal of Communication Disorders, 44, 186-199.

Stock, C., Marx, P. & Schneider, W. (2003). BAKO: Basiskompetenzen für Lese-Rechtschreibleistungen. Ein Test zur Erfassung der phonologischen Bewusstheit vom ersten bis vierten Grundschuljahr. Göttingen: Hogrefe.

Stolt, S., Haataja, L., Lapinleimu, H. & Lehtonen, L. (2009). The early lexical development and its predictive value to language skills at 2 years in very low-birth-weight children. Journal of Communication Disorders, 42, 107-123.

Stromswold, K. (1998). Genetics of spoken language disorders. Human Biology, 70, 293-320.

Stromswold, K. (2001). The heritability of language: A review and meta-analysis of twin, adoption, and linkage studies. Language 77, 647-723.

Suchodoletz, W. v. (2003). Umschriebene Sprachentwicklungsstörungen. Monatsschrift Kinderheilkunde, 151, 31-37.

Suchodoletz, W. v. (2004). Zur Prognose von Kindern mit umschriebenen Sprachentwicklungsstörungen. In W. von Suchodoletz (Hrsg.), Welche Chancen haben Kinder mit Entwicklungsstörungen (S. 155-199). Göttingen: Hogrefe.

Suchodoletz, W. v. (2012). Früherkennung von Sprachentwicklungsstörungen. der SBE-2-KT und SBE-3-KT für zwei- bis dreijährige Kinder. Stuttgart: Kohlhammer.

Suchodoletz, W. v., Kademann, S. & Tippelt, S. (2009). Sprachbeurteilung durch Eltern, Kurztest für die U7a (SBE-3-KT). http://www.kjp.med.uni-muenchen.de/download/SBE-3-KT.pdf.

Suchodoletz, W. v. & Sachse, S. (2009). Sprachbeurteilung durch Eltern, Kurztest für die U7 (SBE-2-KT). http://www.kjp.med.uni-muenchen.de/download/SBE-2-KT.pdf.

Szagun, G. (2001). Learning different regularities: The acquisition of noun plurals by German-speaking children. First Language, 21, 109-141.

Szagun, G. (2007). Langsam gleich gestört? Variabilität und Normalität im frühen Spracherwerb. Forum Logopädie, 21, 20-25.

Szagun, G. & Steinbrink, C. (2004). Typikalität und Variabilität in der frühkindlichen Sprachentwicklung: Eine Studie mit einem Elternfragebogen. Sprache - Stimme - Gehör, 28, 137-145.

Szagun, G., Stumper, B. & Schramm, S. A. (2007). Fragebogen zur frühkindlichen Sprachentwicklung und FRAKIS-K (Kurzform). Frankfurt/M.: Pearson.

Szagun, G., Stumper, B. & Schramm, S. A. (2009). FRAKIS. Fragebogen zur frühkindlichen Sprachentwicklung. FRAKIS (Standandform). FRAKIS-K (Kurzform). Frankfurt/M.: Pearson.

Tager-Flusberg, H. & Cooper, J. (1999). Present and future possibilities for defining a phenotype for specific language impairment. Journal of Speech, Language, and Hearing Research, 42, 1275-1278.

Tallal, P., Hirsch, L. S., Realpe-Bonilla, T., Miller, S., Brzustowicz, L. M., Bartlett, C. & Flax, J. F. (2001). Familial aggregation in specific language impairment. Journal of Speech, Language, and Hearing Research, 44, 1172-1182.

Thomson, C. & Polnay, L. (Eds.) (2002). Community paediatrics (3. ed.). Edinburgh: Elsevier.

Tomasello, M. (2000). Acquiring syntax is not what you think. In D. V. M. Bishop & L. B. Leonard (Eds.), Speech and Language Impairments in Children: Causes, Characteristics, Intervention and Outcome (pp. 1-16). Hove: Psychology Press.

Tomasello, M. (2003). Constructing a Language: A Usage-Based Theory of Language Acquisition. Harvard University Press.

Tomblin, J. B. (1989). Familial concentration of developmental language impairment. Journal of Speech and Hearing Disorders, 54, 287-295.

Tomblin J. B. & Buckwalter, P. R. (1998). Heritability of poor language achievement among twins. Journal of Speech, Language, and Hearing Research, 41, 188-199.

Tomblin, J., Smith, W. & Zhanf, X. (1997) Epidemiology of specific language impairment: prenatal and perinatal risk factors. Journal of Communication Disorders, 30, 325-342.

Tracy, R. (2007). Wie Kinder Sprachen lernen. Und wie wir sie dabei unterstützen können. Tübingen: Francke.

Tracy, R., Schulz, P. & Wenzel, R. (2008). „Entwicklung eines Instruments zur Sprachstandsdiagnose von Kindern mit Deutsch als Zweitsprache: Theoretische Grundlagen und erste Ergebnisse." In B. Ahrenholz (Hrsg.), Kinder und Jugendliche mit Migrationshintergrund – Empirische Befunde und Forschungsdesiderate. Freiburg i. Br.: Fillibach.

Tröster, H. & Reineke, D. (2007). Prävalenz von Verhaltens- und Entwicklungsauffälligkeiten im Kindergartenalter. Kindheit und Entwicklung, 16, 171-179.

UEP (1987). Commission Speech and Language. UEP-Report. Annual Bulletin UEP, 5, 37-44.

Ulich, M. & Mayr, T. (2003). Sismik. Sprachverhalten und Interesse an Sprache bei Migrantenkindern in Kindertageseinrichtungen (Beobachtungsbogen und Begleitheft). Freiburg: Herder.

Ulich, M. & Mayr, T. (2006). Seldak. Sprachentwicklung und Literacy bei deutschsprachig aufwachsenden Kindern (Beobachtungsbogen und Begleitheft). Freiburg: Herder.

Vernes, S. C., Newbury, D. F., Abrahams, B. S, Winchester, L., Nicod, J., Groszer, M., Alarcón, M., Oliver, P. L., Davies, K. E., Geschwind, D. H., Monaco, A. P. & Fisher, S. E. (2008). A functional genetic link between distinct developmental language disorders. The New England Journal of Medicine, 359, 2337-2345.

Wang, X., Luo, R., Wen, R., Chen, Q., Zhou, J. & Zou, Y. (2009). The characteristics of auditory brainstem response in preterm very low birth weight babies. Lin Chung Er Bi Yan Hu Tou Jing Wai Ke Za Zhi, 23, 746-748.

Weindrich, D., Jennen-Steinmetz, Ch., Laucht, M., Esser, G. & Schmidt, M. H. (1998). At risk for language disorders? Correlates and course of language disorders in preschool children born at risk. Acta Paediatrica 87, 1288-94.

Weissenborn, J. (2000). Erwerb von Morphologie und Syntax. In H. Grimm (Hrsg.), Sprachentwicklung. Enzyklopädie der Psychologie. Themenbereich C, Serie III, Bd. 3 (S. 141-169). Göttingen: Hogrefe.

Wermke, K. (2008). Melodie und Rhytmus in Babylauten und ihr potenzieller Wert zur Frühindikation von Sprachentwicklungsstörungen. L.O.G.O.S. Interdiziplinär, 3, 190-195.

Wolf Nelson, N. (1996). Discrepancy models and the discrepancy between policy and evidence. Newsletter of special interest devision 1, Language Learning and Education, 3, 1.

Zollinger, B. (2004). Die Entdeckung der Sprache (6. Aufl.). Bern, Stuttgart, Wien: Haupt.

Sprachentwicklung
Verlauf, Störung, Intervention

Herausgegeben von Christiane Kiese-Himmel
Begründet von Werner Deutsch

Band 1   Claudia Ruff: Wie drücken Kinder Besitz sprachlich aus? Der Erwerb des Pronomen-
gebrauchs. 2001.

Band 2   Cristina Trujillo: Die Rolle der Sonorität im phonologischen Fremdspracherwerb. Der Erwerb des deutschen Silbenreims von Muttersprachlern des Spanischen. 2001.

Band 3   Petra Sandhagen: Vom Ich zum Wir. Eine längsschnittliche Analyse zur Sprachentwicklung deutscher Kinder. 2003.

Band 4   Uta Lürßen: Untersuchung zum Wortschatz und phonologischen Gedächtnis bei Cochlear-
Implantversorgten Kindern. 2003.

Band 5   Markus Wenglorz: Kreative Pathologie. Längsschnittliche Analyse der Lautproduktion eines autistisch gestörten Mädchens, das nicht spricht, aber singt. 2003.

Band 6   Johanna Bächli: Bitten und Bestätigen vor und nach Erreichen der 50-Wort-Grenze. Eine
Einzelfallstudie. 2004.

Band 7   Ulrike de Langen-Müller / Christina Kauschke / Christiane Kiese-Himmel / Katrin Neumann /
Michele Noterdaeme (Hrsg.): Diagnostik von (umschriebenen) Sprachentwicklungsstörungen. Eine interdisziplinäre Leitlinie. 2012.

www.peterlang.de